U0294017

ESSENTIALS OF
ABDOMINO-PELVIC SONOGRAPHY
A Handbook for Practitioners

腹部-盆腔
超声检查要点

主　编　Swati Goyal

主　译　刘　艳　徐佳宴

副主译　岳庆雄　姜　瑜　曾艳妮

译　者　(以姓氏笔画为序)

马佳丽　王　彬　尹　烨　田哲白　白雅君

李　曼　杨　丹　张　妮　张馨丹　徐　鑫

河南科学技术出版社

·郑州·

内容提要

　　超声检查已被认为是诊断大多数疾病的必要条件,除放射科医师外,外科、妇科、儿科、眼科、骨科等多个学科的执业医师均应对超声检查相关知识有所了解。本书共7部分45章,重点描述了腹部-盆腔和产科的基础成像及具体疾病表现。本书为美国和加拿大的医学超声诊断注册(ARDMS)、英国超声评估认证联盟(CASE)认可的超声课程教材,适合超声专业培训医师和相关学科临床医师阅读参考。

图书在版编目(CIP)数据

　　腹部-盆腔超声检查要点/(印)斯瓦蒂戈亚(Swati Goyal)主编;刘艳,徐佳宴主译.—郑州:河南科学技术出版社,2023.5
　　ISBN 978-7-5725-1148-6

　　Ⅰ.①腹… Ⅱ.①斯… ②刘… ③徐… Ⅲ.①腹腔疾病-超声波诊断②子宫附件炎-超声波诊断 Ⅳ.①R572.04 ②R711.330.4

　　中国国家版本馆 CIP 数据核字(2023)第 044501 号

Essentials of Abdomino-Pelvic Sonography:a Handbook for Practitioners/Swati Goyal/ISBN 9781138501829
All Rights Reserved.
Copyright © 2018 by CRC Press.
Authorised translation from the English language edition published by CRC Press,a member of the Taylor & Francis Group.
本书原版由 Taylor & Francis 出版集团旗下 CRC 出版公司出版,并经其授权翻译出版,版权所有,翻录必究。

Henan Science and Technology Press is authorised to publish and distribute exclusively the Chinese (Simplified Characters) language edition. This edition is authorised for sale throughout Mainland of China. No part of publication may be reproduced or distributed by any means,or stored in a database or retrieval system,without the prior written permission of the publisher. Copies of this book sold without a Taylor & Francis sticker on the cover are unauthorized and illegal.
本书中文简体翻译版授权由河南科学技术出版社独家出版并限在中国大陆地区销售。未经出版者书面许可,不得以任何方式复制或发行本书的任何部分。本书封面贴有 Taylor & Francis 公司防伪标签,无标签者不得销售。
豫著许可备字-2021-A-0149

出版发行: 河南科学技术出版社
　　　　　　北京名医世纪文化传媒有限公司
　　　　　　地址:北京市丰台区万丰路 316 号万开基地 B 座 115 室　　邮编:100161
　　　　　　电话:010-63863186　010-63863168
策划编辑: 焦万田　刘英杰
责任编辑: 焦万田　韩　志
责任审读: 周晓洲
责任校对: 龚利霞
封面设计: 中通世奥
版式设计: 崔刚工作室
责任印制: 程晋荣
印　　刷: 河南瑞之光印刷股份有限公司
经　　销: 全国新华书店、医学书店、网店
开　　本: 787 mm×1092 mm　1/16　**印张:** 15.5　　　**字数:** 420 千字
版　　次: 2023 年 5 月第 1 版　　　2023 年 5 月第 1 次印刷
定　　价: 248.00 元

如发现印、装质量问题,影响阅读,请与出版社联系并调换

主编简介

Swati Goyal 博士，DMRD，DNB，现任印度博帕尔政府医学院和医院放射诊断系的助理教授，目前就职于印度 Gajra Raja 医学院（Gajra Raja Medical College，GRMC）和 Jay Arogya 医院（Jay Arogya Hospital，JAH）。她同时在印度 Jiwaji 大学攻读医学博士学位。她获得了印度阿姆利则政府医学院（Government Medical College，GMC）的工商管理硕士学位。在印度印多尔 GMC 和 Maharaja Yashwant Rao 医院（Maharaja Yashwant Rao Hospital，MYH）完成住院医师实习期后，她在博帕尔接受培训，并被印度新德里国家考试委员会（National Board of Examinations，NBE）授予 DNB 学位。在加入 GMC 担任助理教授之前，她曾担任博帕尔 Chirayu 医学院和博帕尔全印度医学科学研究所（All India Institute of Medical Science，AIIMS）的高级住院医师。

她是印度放射和成像协会（Indian Radiological and Imaging Association，IRIA）终身会员，欧洲放射学会（European Society of Radiology，ESR）的通讯成员；她在印多尔接受了修订后的国家结核病控制计划（revised national TB control programme，RNTCP）的模块化培训，并参加了各种州级和国家级会议。她的各项研究论文已在国内外期刊上发表。

她一直在为印度著名的《印度时报》撰写医学专栏，并定期在她的 Facebook 上撰写有关医学领域的文章。

她参与了基于母亲和儿童健康的斯潘丹（Spandan）超声项目和政府为初级卫生设施发起的达凡特里（Dhanvantri）项目。

题　献

献给我可爱的孩子，Prisha 和 Rushank，他们让我充满活力，尽管一直以来，写书的任务让我远离了他们。

序

超声检查已成为放射诊断领域的一个重要里程碑,为早期诊断和帮助管理大多数疾病做出了重大贡献,它的方便、无创和低成本使其必须作为第一转诊级别的基本工具。然而,放射、超声医师的数量与患者的数量不匹配,无法提供熟练的技术和解释。

超声检查已被认为是诊断大多数疾病的必要条件。因此,除了放射科医师外,内科、外科、妇科、儿科、眼科、骨科等多个领域的执业医师都需要对该知识有所了解。本书旨在为渴望进行医学超声检查的全科医师、超声科医师和住院医师提供简明的教学指南。虽然本书主要是为受训的超声医师编写的,但本书对于其他对医学成像感兴趣的医师也很实用。

本书共分7个部分,45章。第一部分用基本的线图以及简单的图解的方式解释超声成像的物理基础。第二部分和第三部分分别由腹部和产科超声组成,包括日常实践中遇到的正常和异常发现,以及鉴别诊断和相关图像,涵盖身体不同部分的每个区域。第四、五、六部分简要介绍了彩色多普勒、高分辨率超声和超声引导下的介入治疗。精确描述了产科、颈动脉、肾动脉、门静脉和外周血管中的多普勒超声表现。简要描述了高分辨率超声检查,包括头颈部甲状腺、乳腺、前腹壁、皮肤、胃肠系统、阴囊和其他(眼科和经小脑)。在第七部分,"超声的最新进展"——三维超声心动图、弹性成像、组织谐波成像和经会阴超声检查等,都已经被展示出来,并已经勾勒出其未来前景。本书简洁地叙述各种常规的病理,同时展示了适当的图像。本书包括示例问题[印度孕前产前诊断技术(Pc-PNDT)下的基于能力的测试(CBT)]和附有答案的多项选择题以及针对正在接受超声培训的技术人员、全科医师的各种证书考试练习题和CBT模式的实际指导案例报告。

超声作为一种依赖于操作人员的技术,需要适当的培训和专业知识及超声检查知识的普及。本书是标准教科书的附属品,并不能取代教科书。

本书主要针对在医学超声方面寻求学士/硕士学位的高级专科住院实习医师和住院医师,帮助他们在超声检查培训期间,重点关注腹部-盆腔和产科成像的逐点描述,并帮助指导他们获得检查证书,如美国和加拿大的美国医学超声诊断注册(American Registry for Diagnostic Medical Sonography,ARDMS),英国超声评估认证联盟(Consortium for Accreditation of Sonographic Evaluation,CASE)认可的超声课程或印度的CBT。

译者前言

在大家的努力下,《腹部-盆腔超声检查要点》译本终于与大家见面了。这是一部涵盖腹部、盆腔各器官及胎儿发育的超声专业书,由多位超声专业医师联合翻译而成。

拿到本书时,我们眼前一亮,书中将复杂的超声诊断知识用简单、明了的概括性语言进行了描述,提纲挈领,便于记忆。本书特别适合超声住院医师的培训,也适合学习超声知识的临床医师。从超声的成像基础到具体疾病的超声表现,从文字到图像,详略得当,图文并茂,值得一读。

在此,我要感谢参与本书翻译的每一位译者,他们投入了极大的热情,在工作之余,用自己的专业知识诠释了本书的内容。他们反复推敲、斟酌原文和译文的用词,进行了多次的修改、校正。尽管每位译者都很努力,但书中尚有欠妥当之处,恳请同道批评指正。

最后,感谢河南科学技术出版社编辑的精心编校。没有大家精益求精的努力与合作,本书的中文版不可能如此顺利地与读者见面。感谢我们的家人,没有他们的支持与付出,本书也不可能完成。

刘　艳　徐佳宴

2021 年 11 月 3 日

致 谢

虽然我是唯一的作者,但如果没有许多人的支持,无论是图像、建议还是观点,这一成就都是不可能的,最重要的是他们的祝福。

我要感谢 R. K. Gupta 医学博士,他是一位杰出的从业者和院士,以及一位溺爱我的父亲,他教会了我教育和辛勤工作的价值,并激励我用一种易于理解的语言写了这本关于超声学初学者的书。

衷心感谢我的丈夫 Sanjay Goyal 医学博士(儿科),IAS,一位有远见的人,他的乐观和积极的态度,在我的职业生涯中始终站在我身边,并在每一步帮助我完成这一非凡的壮举。

衷心感谢我的母亲和公婆,感谢他们不断的情感支持和激励。

衷心感谢退休的 VC Bisen 教授(印度 Jiwaji 大学)——一位富有远见的院士,他为我指引了正确的方向。

非常感谢 Rajesh Malik 博士,他一直是我的导师和杰出的老师。

感谢印度 Jay Arogya 医院(JAH)院长 J. S. Sikarwar 和 HOD(放射诊断)Akshara Gupta 博士的专业指导和鼓励。

特别感谢 Pankaj Yadav 博士花时间和精力,为我指导和审查这本书。

在此,我谨向以下人士表示深切的衷心感谢:

- 感谢 Ratnesh Jain 博士为本书准备线图所花费的时间和精力。
- 感谢 Sapna Somani 博士、Mohinder Mehta 博士和 Vipin Goyal 博士,他们作为私人医生,尽管日程安排很忙,但他们还是为我提供了超声图像。
- 感谢 Shimanku Maheshwari Gupta 博士,医学博士(妇科),感谢她在相关章节中的投入。
- 感谢我的长辈和同事:可爱的 Kaushal 博士、Amit Jain 博士、Batham 博士、Megha Mittal 博士、Rajesh Baghel 博士、Manohar 博士、Purnima 博士,Shiv 博士,Sanyukta Ingle 博士和 Yogesh 博士,感谢他们在任何需要的时候给予的慷慨指导。
- 感谢孟买锡安医院资深 Saumya Mishra 博士,感谢她为编写甲状腺和阴囊章节所做的贡献。
- 感谢 Vivek Soni 博士、Bhavya Shree 博士(JR-3)、Sandeep 博士和 Manoranjan 博士(JR-2),感谢他们协助制定病例报告并提供该部分的图像。
- 感谢 Trapti Nigam 技术援助。

我要感谢在我做医学院住院医期间浏览过的书籍、期刊和网站的所有作者和编辑,没有他们,这本书将永远不会出版。

非常感谢泰勒和弗朗西斯集团 CRC 出版社的 Joana Koster,助理委托编辑(医疗)Shivangi Pramanik 和她的编辑助理 Mouli Sharma,以及 Bala Gowri 和 Lumina Datamatics 的图形团队,他们促成了本书的出版。

缩写词表

USG	ultrasonography	超声检查
MHz	megahertz	兆赫
KHz	kilohertz	千赫
PE	piezoelectric effect	压电效应
IVC	inferior vena cava	下腔静脉
GB	gallbladder	胆囊
HCC	hepatocellular carcinoma	肝细胞癌
CT	computed tomography	计算机断层扫描
MRI	magnetic resonance imaging	磁共振成像
CBD	common bile duct	胆总管
IHBR	intrahepatic biliary radicle	肝内胆管
RUQ	right upper quadrant	右上象限
M:F	male:female	男:女
PUJ	pelvi-ureteric junction	肾盂输尿管交界处
TCC	transitional cell carcinoma	移行细胞癌
RCC	renal cell carcinoma	肾细胞癌
UTI	urinary tract infection	尿路感染
HRT	hormone replacement therapy	激素替代疗法
PID	pelvic inflammatory disease	盆腔炎
OCP	oral contraceptive pills	口服避孕药
AFP	alpha-fetoprotein	甲胎蛋白
TAS	transabdominal sonography	经腹超声检查
TVS	transvaginal sonography	经阴道超声检查
LUS	lower uterine segment	子宫下段
FSH	follicle stimulating hormone	促卵泡生成激素
LH	luteinizing hormone	黄体生成素
GS	gestational sac	妊娠囊
MSD	mean sac diameter	平均孕囊直径
YS	yolk sac	卵黄囊
GA	gestational age	胎龄
CRL	crown rump length	头臀长

FHR	fetal heart rate	胎心率
IVF	in vitro fertilization	体外受精
BPD	biparietal diameter	双顶径
HC	head circumference	头围
AC	abdominal circumference	腹围
FL	femur length	股骨长度
EFW	effective fetal weight	胎儿体重
RA	right atrium	右心房
RV	right ventricle	右心室
LA	left atrium	左心房
LV	left ventricle	左心室
AFI	amniotic fluid index	羊水指数
AFV	amniotic fluid volume	羊水量
IUGR	intrauterine growth retardation	宫内生长受限
CVS	cardiovascular system	心血管系统
GIT	gastro intestinal system	胃肠系统
CNS	central nervous system	中枢神经系统
CDUS	color Doppler sonography	彩色多普勒超声
PI	pulsatility index	搏动指数
EDV	end diastolic volume	舒张末期容积
PSV	peak systolic velocity	收缩期峰值速度
RI	resistive index	阻力指数
MCA	middle cerebral artery	大脑中动脉
ECA	external carotid artery	颈外动脉
ICA	internal carotid artery	颈内动脉
CCA	common carotid artery	颈总动脉
PV	portal vein	门静脉
HV	hepatic vein	肝静脉
SMV	superior mesenteric vein	肠系膜上静脉
SV	splenic vein	脾静脉
H/o	history of	病史
A/w	associated with	与……有关的
D/D	differential diagnosis	鉴别诊断
C. f.	compare from	比较
S/o	suggestive of	暗示
hCG	human chorionic gonadotropin	人绒毛膜促性腺激素
Pap smear	papanikolaou smear	巴氏涂片
U/L	unilateral	单侧的
B/L	bilateral	两侧的

EDTA	ethylene diamine tetra acetic acid	乙二胺四乙酸
ERCP	endoscopic retrograde cholangio pancreatography	内镜下逆行胰胆管造影
MRCP	magnetic resonance cholangio pancreatography	磁共振胰胆管成像
CECT	contrast enhanced computed tomography	增强计算机断层扫描
CRF	chronic renal failure	慢性肾功能衰竭
UPJ	uretero-pelvic junction	肾盂输尿管连接处
D&C	dilatation & curettage	刮宫术
TOA	tubo-ovarian abscess	输卵管卵巢脓肿
HPV	human papilloma virus	人乳头状瘤病毒
DES	diethylstilbestrol	己烯雌酚
BPH	benign prostatic hyperplasia	良性前列腺增生
IUP	intrauterine pregnancy	宫内妊娠
LVOT	left ventricular outflow tract	左心室流出道
RVOT	right ventricular outflow tract	右心室流出道
DWV	Dandy Walker variant	变异型 Dandy-Walker 综合征
UVJ	uretero-vesical junction	输尿管膀胱交界处
SVC	superior venacava	上腔静脉
ACE	angiotensin converting enzyme	血管紧张素转换酶
pGTN	persistent gestational trophoblastic neoplasia	持续性妊娠滋养细胞肿瘤
IUCD	intra-uterine contraceptive device	宫内节育器
US	ultrasound	超声
IVF-ET/GIFT	in vitro fertilization-embryo transfer/ gamete intra fallopian transfer	体外受精胚胎移植/配子输卵管内移植
FT	fallopian tube	输卵管
MDA	Müllerian duct anomalies	苗勒管异常
FB	foreign bodies	异物
NHL	non Hodgkin's lymphoma	非霍奇金淋巴瘤
VR	volume rendering	体绘图

目　录

第三部分　产科超声

第四部分　彩色多普勒

第五部分　高分辨超声

第一部分

超声成像物理基础

Part Ⅰ

1 超声波物理基础

引言

超声波被定义为超过人耳听觉上限的高频声波。超声波是纵波,在介质中的振动方向与传播方向平行。

超声波用于诊断的频率范围是 200 万～2000 万次/s(2～20MHz),属于人耳听不到的高频声波。

人类可以听到的声音<20kHz。

超声波>20kHz。

空气中的声速为 330m/s。

脂肪中的声速为 1450m/s。

软组织中的声速为 1540～1580m/s。

骨骼中的声速为 4080m/s。

超声检查原理

基于脉冲回波原理

将高频脉冲声波发射入人体,同时检测从各种组织介质界面返回的声波,通过接收到的回声产生超声图像(图 1.1)。

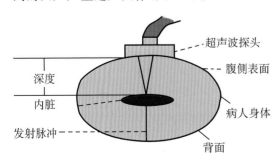

图 1.1　**超声基本原理**

电信号转换成声波——脉冲。

声波转换成电信号——回声。

如果接收的声波越多——表明反射信号越强——图像就会越亮。

如果接收到的声波越少——表明反射信号越弱——图像就越暗。

频率:声波每秒振动的次数,以 Hz 为单位。

波长:两个连续声波之间的距离,取决于波的频率和在介质中传播的速度。波长与频率成反比。

带宽:探头产生的频率范围。

脉冲长度:脉冲的最小次数。

超声仪器

1. 发射器　发送电压为探头供电。

2. 探头

3. 接收器　检测和放大微弱信号并发送至显示器,控制动态范围和时间增益补偿。

4. 显示器　以适合分析和解释的形式呈现超声的图像和数据。

探头信号通过电缆传输到机器,再由监视器显示数据信息。

以下是可以显示空间结构信息的模式:

A 型模式:振幅模式,用于眼科检查。

B 型模式:亮度模式(灰度,实时),用于常规超声检查。

M 型模式:运动模式,用于测量心率等。

超声探头

超声探头可将电能转换为机械能,亦能

将机械能转换为电能。

它有两个功能：

1. 发射器 电能转换为声脉冲,并传输到人体内。

2. 接收器 接收反射的回声,将微弱的压力变化转换成电信号进行处理。

探头的基本工作原理基于压电效应。

探头产生的超声波在组织介质中传播、反射、折射和吸收,可以提供有用的临床信息。

探头是超声仪器中最昂贵的部分。

探头类型

不同探头的扫描形状不同(图1.2)。

1. 凸阵探头 扫描形状呈宽扇形图像,适用于心脏以外的部位扫查。

大的凸阵探头一般用于腹盆腔和产科扫查。

小的高频凸阵探头用于经阴道、经直肠扫查。

2. 线阵探头 扫描形状呈矩形,适用于小器官和浅表器官,如甲状腺、睾丸、乳腺、血管、肌肉骨骼和产科。

3. 相控阵扇扫探头 扫描形状呈三角形扇形,用于从肋间扫查心脏。

探头的选择

探头的厚度(通常为0.1～1.0mm)决定其频率(成反比)。

每个探头都可聚焦在特定的深度。

超声波的穿透力随着频率的增加而减弱。

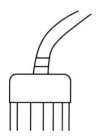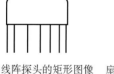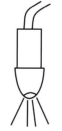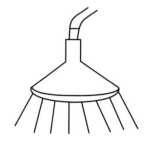

线阵探头的矩形图像　　扇扫探头的窄扇形图像　　凸阵探头的宽扇形图像

图1.2 各种类型的探头

频率越高,波长越短,分辨率越高。

探头频率7.5～15MHz用于甲状腺、乳腺等浅表血管和器官的检查,距体表1～3cm深度。

探头频率2～5MHz用于腹部和盆腔较深的结构,即距体表12～15cm以上深度。

高频率具有更好的空间分辨率,但衰减较重,穿透力较差。

高频→

* 拓宽带宽。
* 降低质量系数。
* 缩短空间脉冲长度。

特殊探头

1. 阴式探头用于孕早期和妇科扫查。

2. 直肠内探头用于前列腺成像。

3. 术中腹腔镜探头通过腹壁的腹腔镜入口进行腹腔和后腹膜扫查。

实时超声

实时成像系统是可以跟随运动的帧速率足够快的系统(速率大于16帧/s),尤其适用于心脏等快速移动的结构。

类型:

1. 机械振动探头 探头通过机械振动方式传输信号,形成实时图像,现在已经淘汰。

(1)振动式探头。

(2)转轮式探头。

2. 电子阵列 探头不移动,通过电子方式激活使超声波束扫过患者,现在最常用。

探头结构

压电晶体元件:位于探头表面附近。

外电极:接地,防止患者触电,外表面包裹防水电绝缘体。

内电极:紧靠厚垫片,吸收声波再传回探头。

垫片(阻尼):由钨和环氧树脂胶粉制成。

- 吸收返回探头的声波。
- 缩短脉冲持续时间和脉冲长度。
- 增加轴向分辨率。
- 拓宽带宽,并降低质量系数。

外壳坚固塑料:橡胶或软木制成的隔音材料,可防止声波进入外壳(图1.3)。

诊断探头:具有阻尼材料、宽带宽、低质量系数。

治疗探头:无支撑材料,带宽窄。

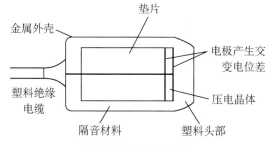

图1.3 超声探头结构

压电晶体

压电晶体是探头的主要部件(位于探头表面附近)。

压电晶体具有通过改变形状(应变)来响应电场作用的独特功能。应变是当电压施加到晶体上时晶体(变成不同形状)的变形。

压电晶体也具有被压缩时产生电信号的特性。

天然压电材料——石英、罗谢尔盐、电气石。

人造压电材料——铁电体-锆钛酸铅、钛酸铅钡、二甲基亚硝酸铅和聚偏氟乙烯。

合成材料在发射和接收声波方面都不错,但天然晶体效果更好一些。

所有压电材料必须是铁电材料,也就是必须能够双极磁化,在电刺激下可以改变方向。

压电效应

当超声回声传到探头时,在探头上产生小电位。

对压电晶体施加电场会导致内部偶极结构的重新排列,导致晶体的伸长和缩短,电能就此转换为动能或机械能。

居里温度

居里温度是使晶体失去压电特性或失极化的温度。将压电晶体加热到居里温度以上会使其变成无功能陶瓷。因此,不能对探头进行高压灭菌处理。

Q系数(质量系数或机械系数K)

Q系数是指探头将电能转换为声波的有效性。

高Q系数与较长的声压级有关。

超声耦合剂

在探头和患者体表之间耦合的流体介质。

耦合剂可以消除探头和皮肤表面之间的空气,使超声波能在探头和人体之间传播。

（在组织-空气界面,超过 99.9％的声束会被反射,而不能成像。）

成分:

- 水。
- 乙二胺四乙酸。
- 丙二醇。
- 卡波姆高分子胶。
- 三乙醇胺。

清水不是标准的偶联剂,因为容易从体表流失和蒸发,只有当无其他可用时才应使用它。

油也不是标准的耦合剂,长时间使用会损坏设备,还会弄脏衣服。

每次检查后都要擦拭探头。对于感染性患者,如 HIV 感染者或有开放性伤口的患者,将一次性手套套在探头上,以防止其他患者感染。

骨骼比软组织更能吸收超声波,因此超声波只能到达骨骼表面,而不能穿透,在骨骼后面区域表现为黑色(声影)。

空气几乎反射了通过组织的全部超声波,导致气泡后面呈黑色。因此,超声不适合检查健康肺等含空气的组织。

分辨率

对比分辨率

在图像中用不同的灰度表示,可通过缩小动态范围和使用造影剂提高。

时间分辨率

用于产科和超声心动图中的运动结构扫查。

也称为帧频(每秒显示的图像数)。

受深度和传播速度的影响,可通过以下改善:

- 减少深度。
- 缩小图像扇区大小。
- 降低线密度。
- 关闭多焦点聚焦。

空间分辨率

决定超声图像的质量。

指将两个紧密间隔的对象区分为不同结构的能力(图 1.4)。

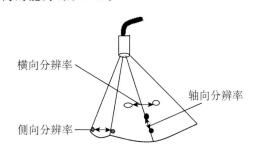

图 1.4　分辨率的类型描述

从三个层面考虑:

1. 轴向分辨率　沿超声波束轴线(平行方向)分辨结构的能力。

- 由脉冲长度确定(波长×每个脉冲振动次数)。
- 高频探头提供更高的图像分辨率。

最重要的是通过以下改善:

- 降低声压级。
- 阻尼。
- 薄的探头元件。
- 高频率。

2. 横向分辨率　在垂直于超声波束轴线且平行于探头的平面上,由超声波束宽度决定的相同深度水平分辨结构的能力。

3. 方位或侧向分辨率　指垂直于声束和探头平面上的薄片厚度。

主要由超声波束的厚度决定。

正常成像

回声:取决于结构的密度、数量、内部反

射的类型及其他与声束的相互作用。

无回声:无任何回声为黑色。

低回声:低水平回声,比周围实质灰度低。

等回声:与周围实质相似的中等回声。

高回声:高水平回声为白色。

回声特征:由不同深浅的灰色阴影来描绘。

均匀回声:相似的灰色。

不均匀/不均质:组织中的灰度深浅不同。

因此,回声和回声特征是两个截然不同的概念,应根据这两个参数来解释组织,例如,肝脏回声均匀,回声增强,提示弥漫性脂肪浸润。

探头方位

横向扫查时,标记应指向右侧,纵向扫查时,标记应指向患者头部。

Fresnel 区:近场。

Fraunhofer 区:远场(声束发散的焦点远端)。

时间增益补偿

它是超声波装置中的主要控制装置之一。从深部结构返回的声波比探头附近返回的声波减低且衰减严重。

仅仅增加总增益并不能解决这个问题。

为了补偿来自远场的信号损失,需要调整每个深度的灵敏度。时间增益补偿具有这一功能,可以使任何实质脏器(如肝脏)在所有深度上的亮度一致。

效率系数

产生脉冲所花费的时间。

发送和接收信号所花费的时间。

对于超声诊断仪,探头实际开启的时间

通常小于 1%。

声阻抗

声波在介质中传播时遇到的阻力。

介质密度×该组织中的声速。

声界面

当声波从具有不同阻抗的组织中通过时形成。

软组织与空气界面(声阻抗差异较大的界面)几乎反射整个声束,因此没有声波的传播。这就解释了超声波为何无法穿透充满空气的肺和肠道,也说明了耦合剂的重要作用。

软组织与骨界面也会产生较大反射,因此在扫查肝脏时,应避免肋骨遮挡。

软组织与脂肪界面易穿透相对较强的回声,因此有助于勾勒器官轮廓。

与组织的相互作用

反射:取决于入射角和组织的声阻抗。

入射角:声束与反射面之间的夹角。

角度越大,反射的声束就越小。

镜面反射:在声界面平滑且较大的时候出现。

声波以 90° 的角度入射,就会像镜子反射光线一样被反射。

例如,横膈膜、子宫内膜和完全膨胀的膀胱壁。

漫反射:组织的多个小界面在各个方向散射回声(图 1.5)。

折射:声波从一种介质传递到另一种介质时的方向变化(不同介质中的声速不同)(图 1.6)。入射角不是 90°。频率保持不变,但波长改变。

吸收:当声束传播时,它的一部分能量转化为热量。

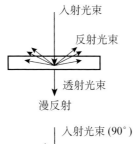

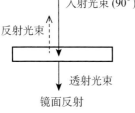

图 1.5　镜面反射和漫反射

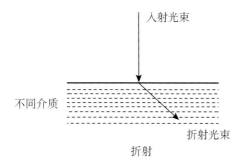

图 1.6　声束的折射

高频发生高吸收。

声束传播越深,损失的能量就越多,图像质量也就越差。

因此,低频探头具有更大的穿透深度。

散射:回声不均匀地向所有方向散射,而不是反射回来。

衰减:所有相互作用的组合。

声波通过组织时强度的降低。

衰减值

水	0(零)衰减
软组织	0.7
骨	5
空气	10

由声束的吸收、散射和反射引起。

与声振频率成正比。

高频探头衰减快,穿透力小。

成像局限性

1. 许多伪像表明,某些看到的结构实际上不存在。

- 混响伪像和彗星尾伪像。
- 折射伪像。
- 旁瓣伪像。

2. 一些伪像可能会掩盖真实回声或信息,导致关键的病理改变被遗漏。

- 系统增益和时间增益补偿设置调整不当。
- 探头频率选择不当。
- 扫查角度不足。
- 穿透不够。
- 分辨率差。

3. 伪像影响真实结构的大小、形状和位置。

- 多重伪像。

4. 声影与后方回声增强。

5. 镜面伪像。

混响伪像

当超声波信号在探头附近的高反射界面之间反复反射时,会出现这种情况。

可能误将液性成分当作实性结构。

然而,有助于识别手术夹(特殊类型的反射器)。

可以通过改变扫查角度来消除,以避免平行界面产生伪像。

彗星尾(振铃)伪像

在封闭的界面后面可见不清晰的阴影伴明亮的小尾巴。

- 在气泡后面。
- 在胆囊腺肌症的胆囊壁中。
- 当穿刺针超声束的角度为 90°时,在穿刺针后方出现。

彗星尾是由两个距离很近的物体在反射体后方不同回声之间的混响引起。

振铃是由声阻抗差异和反射体后方回声增强引起的。

折射

声束传播路径的改变会导致图像在其他地方出现而产生混淆(虚拟图像)。

可以通过增大扫查角度使其与界面垂直尽可能减少。

旁瓣

大部分能量是沿探头中心轴产生的。一些低强度能量也会从主声束的侧面发射出来,这可能使液性结构中产生杂乱的影像。

可以通过重新定位或更换探头来减少。

声影

遇到强反射体(如气体或异物)超声波强度减低(出现黑色区)或在骨骼中广泛吸收。

用于诊断钙化、结石或异物。

影响气体/骨骼后方的检查。

后方回声增强

超声波束穿过衰减小于周围组织的结构会导致其后面的回声过亮(图 1.7)。

通常见于囊性病变,详见第 2、6 和 10 章。

过度穿透

在正常的充满液体的结构如膀胱中可以

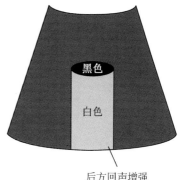

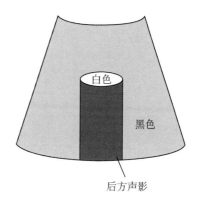

图 1.7　后方回声增强和声影

看到回声,因为它们不会减弱超声波。改变探头的方向。

部分容积效应

如果超声束照射到一个比声束横切面小的囊肿,囊肿内可能会有回声,并可能被误认为实性病变。

多重伪像

声波传播途径复杂,使返回探头的速度减慢。

导致在图像中的不适当位置显示回声。

镜面伪像

肺的表面就像一面镜子。肝脏结构出现

在横膈膜(强而光滑的反射镜)上方可能被误解为肺病变。

各向异性

通常在肌腱、神经和骨骼等纤维结构中观察到。

它们的出现取决于声波的角度。

如果探头垂直于纤维的方向,则纤维结构看起来会很亮。

如果探头靠近纤维结构,反射的回声越少,看起来越暗。

生物效应

热效应:由于吸收造成,用于理疗超声机。

空化效应:由声波与组织中微小的、稳定的气泡相互作用而产生。

声束强度

超声生物效应测量的两个重要指标:

热指数(TI):评估温度的最大增加。

机械指数(MI):计算超声波的空化效应。

产科超声检查时,TI 和 MI 均应<1。

除非另有要求,否则不应经常使用脉冲多普勒。

胎儿的暴露时间应根据尽可能低的合理可实现原则加以限制。

胎儿暴露在超声中超过 41℃ 是不安全的。

行为监督人

在医疗检查过程中作为患者和医生的证人。

目的是为正在接受检查的患者提供安慰和情感支持。

也可保护医生免受不正当的指控。

以上都依据总医务委员会的指南。

为了让患者有安全感,在涉及隐私部位检查时,尤其是暴露身体、乳腺、生殖器和直肠等时,应该尽可能让一名陪护人员在场,即使检查者和患者为相同性别。

行为监督人员可以不具备医学资格,但是应该熟悉检查过程,以便在必要时向医生提出疑问。行为监督人员可以是患者的同事、亲属或朋友,也可以是与患者同性别的其他人员。

参考文献

[1] T. S. Curry and J. E. Dowdey, Christensen's Physics of Diagnostic Radiology, 4th ed., Wolter Kluwer, Philadelphia, PA, 1990.

[2] J. L. Ball and T. Price, Chesneys' Radiographic Imaging, 6th ed., Wiley Blackwell, Oxford, UK, 1995.

[3] R. F. Farr and P. J. Allisy-Roberts, Physics for Medical Imaging, 2nd ed., Saunders Ltd., Edinburgh, UK, 2007.

[4] P. E. S. Palmer, Manual of Diagnostic Ultrasound, World Health Organization, Geneva, Switzerland, 1995.

[5] World Health Organization (WHO) and World Federation for Ultrasound in Medicine and Biology, Manual of Diagnostic Ultrasound: Volume 1 & 2, illustrated reprint edition, H. T. Lutz, E. Buscarini, and P. Mirk (Eds.), Geneva, Switzerland, 2013.

[6] C. M. Rumack, S. Wilson, J. W. Charboneau, and D. Levine, Diagnostic Ultrasound: 2-Volume Set, 4th ed., Elsevier Health-US, Philadelphia, 2010.

第二部分

腹部超声成像

Part Ⅱ

2 肝

引言

解剖

断面解剖

肝根据血供分为左、右叶和不同的节段。它有来自门静脉和肝动脉的双重血液供应,两者使血液流入肝。三条肝静脉使血液流出肝,汇入下腔静脉,在超声图像上呈三叉戟状。

肝左静脉:将肝左叶分为内叶和外叶两部分。

肝中静脉:分隔肝左、右叶,也与胆囊(GB)窝分隔;走行于正中裂内。

肝右静脉:将肝右叶分为右前叶和右后叶。

方叶:肝左叶的内侧段,位于肝圆韧带和胆囊窝之间。

尾状叶:肝的第一段;前方以静脉韧带为界,后方以下腔静脉为界。它有自己的血液供应和引流,不应该被误认为是淋巴结。

Glisson囊(肝被膜):包裹肝,在肝门和下腔静脉周围最厚。

血管解剖

门静脉主干:分为门静脉右干和左干。

门静脉右干分为右前支和右后支。

门静脉左干分为内侧支和外侧支。

它们在相关节段为肝脏供血(图 2.1 和表 2.1)。

肝门:门静脉、胆总管(CBD)和肝动脉位

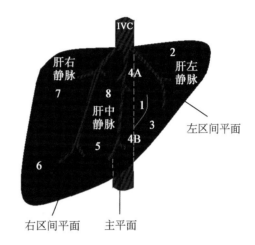

图 2.1 肝的断面解剖

于腹膜折叠的部位,称为肝十二指肠韧带。

出生前,肝脏的脐静脉分为左、右两支。

左脐静脉:直接连接门静脉左干。出生后,它形成纤维索(肝圆韧带),沿着镰状韧带上升。将左叶分为左内叶和左外叶两部分。

右脐静脉(静脉导管):将血液直接分流至下腔静脉。出生后,它会闭合,变为静脉韧带。

表 2.1　Couinaud 的肝断面解剖

第 1 段	尾状叶
第 2 段	左外叶上段
第 3 段	左外叶下段
第 4 段	左内叶(A 和 B 段)
第 5 段	右前叶下段
第 6 段	右后叶下段
第 7 段	右后叶上段
第 8 段	右前叶上段

其他韧带

冠状韧带:镰状韧带的右侧。

左三角韧带:镰状韧带的左侧。

右三角韧带:冠状韧带的最外侧部分。

裸区:肝的后上区域,未被腹膜覆盖。

流程

通常使用凸型探头(3.5MHz)。

除喝水外,成人在检查前 8h,婴儿在检查前 2～3h,禁食。急诊患者,有必要立即进行扫描。

患者应以仰卧位、左斜位和左侧卧位进行扫描。

患者应进行横断面、矢状面和斜切面扫描,包括肋下和肋间扫描。

适应证

1. 肝肿大。

2. 右上腹(RUQ)疼痛。

3. 黄疸。

4. 怀疑肝脓肿。

5. 怀疑肝脏肿块和转移瘤。

6. 腹水。

7. 创伤。

正常变异

大小:锁骨中线通常＜15cm。

目测法:肝延伸至右肾下极下方,提示肝肿大。

Reidel 叶:肝右叶的延伸,为正常变异。

獭尾肝:是肝脏的一种变异,细长的肝左叶围绕在脾脏周围。

回声性

回声强度:胰腺＞肝～脾＞肾(皮质＞髓质)。

均匀的实质,薄壁的肝静脉和高回声厚壁的门静脉(图 2.2)。

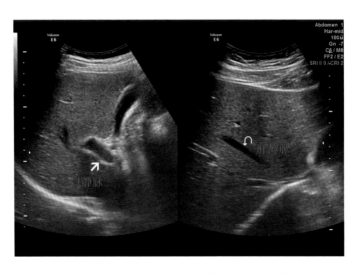

图 2.2　高回声的门静脉壁和薄的无回声的肝静脉壁

病理

肝炎

肝炎→由于各种原因引起的肝脏炎症。

急性肝炎

- 肝可能看起来正常。
- 肝肿大。
- 弥漫性回声减低/回声不均。
- 门脉三联(门静脉周围袖套)亮度增加——星空征(图2.3)。
- 增厚水肿的胆囊壁。

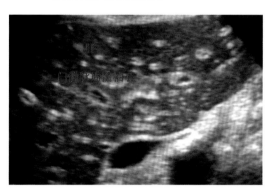

图2.3 肝回声不均和门脉周围袖套提示肝炎

慢性肝炎

肝可能表现正常,或显示回声粗糙,门脉三联征回声减弱,亮度降低。

肝硬化

终末期实质性疾病。
- 粗糙回声进一步发展为结节和纤维化。可见微小结节(<1cm)和大结节(最多5cm)。
- 早期肝脏肿大和晚期肝脏萎缩(图2.4)。
- 腹水。
- 尾状叶增大(C/RL-尾状叶/右叶宽度>0.65提示肝硬化)。
- 脾肿大。
- 门静脉扩张。
- 血管纹理减少,衰减减弱。

小结节:通常由酒精引起。

大结节:由慢性病毒性肝炎引起。

肝硬化的原因:
- 慢性乙型和丙型肝炎。
- 含酒精饮料。
- 非酒精性脂肪性肝炎(NASH)。
- 自身免疫。
- 遗传和遗传性疾病。
- 某些药物。

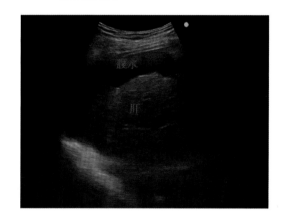

图2.4 伴有腹水的萎缩、回声粗糙不均的肝

感染性病变

肝脓肿(化脓性)

囊性、有分隔的复杂病变,不规则厚壁,边缘参差不齐,内部有碎片回声。

如果有气体存在,可能会看到彗星尾征(浑浊声影)。

成熟肝脓肿的特点,更具囊性,有碎屑。

未成熟脓肿可表现为低回声和实性。

阿米巴脓肿

界限清晰的圆形或椭圆形低回声病变。

由溶组织内阿米巴引起。在晚期感染病例中可能变成混杂回声(图 2.5)。

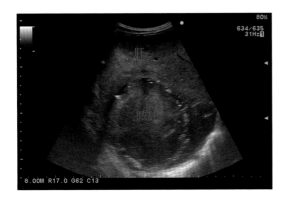

图 2.5　晚期阿米巴肝脓肿

膈下脓肿

肝和右膈肌之间边界清晰的新月形区域。超声可以看到隔膜,伴有碎片。

包虫囊肿

由细粒棘球蚴引起。

最终宿主——狗。

中间宿主——羊、牛、人。

三层:

囊壁:最外层的结缔组织包膜。

外囊:外膜约 1mm 厚,可能钙化。

内囊:最里面的生发层。

不同的陈述(图 2.6a 和 b)

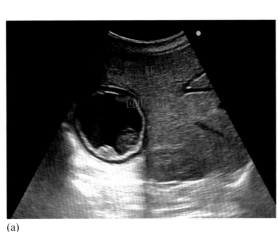

(a)

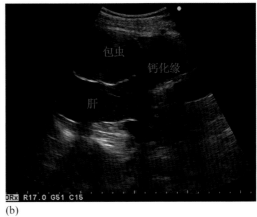

(b)

图 2.6　肝脏中的包虫囊肿

- 单纯囊肿伴多个子囊肿(囊中囊征象——蜂窝状改变)
- 破裂后内囊脱落的囊肿(水百合花征)
- 钙化肿块/周围钙化病变
- 由于分隔而出现蜂窝状改变

超声成像有助于监测治疗效果。治疗有效表现在体积缩小、回声增强和囊壁钙化。

脂肪肝

脂肪肝:肝肿大,伴有回声增强(图 2.7a 和 b)。门静脉壁显示欠清。肝后部穿透性差。

轻度:轻微回声增强。

中度:肝回声增强,膈肌和血管边界显示欠清晰。

严重:回声明显增强,膈肌和血管边界显示不清。

局灶性脂肪沉积(局灶性肝脂肪变性):

正常肝实质内的局灶性回声增强。

局灶性正常肝组织:高回声脂肪肝内的低回声团块。

局灶性脂肪改变常见部位:

- 在肝左叶的内侧部分。

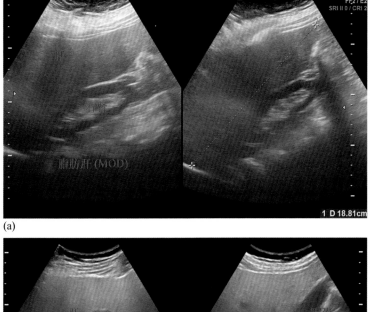

(a)

(b)

图 2.7 脂肪肝

- 肝门前区。
- 靠近镰状韧带。
- 左叶背侧。
- 尾状叶。

多普勒检查显示肝血管正常，不会因脂肪变化而移位（无占位效应）。

被视为局部结构（地图肝）。

脂肪改变常见于糖尿病患者、酗酒者、服用外源性类固醇、某些药物（化疗、胺碘酮、甲氨蝶呤）的患者和静脉高营养支持患者。

脂肪浸润可能会消失。

肝局灶性病变

1. 单纯囊肿
2. 胆管周围囊肿
3. 肝血管瘤
4. 胆管错构瘤
5. 局灶性结节增生（FNH）
6. 肝腺瘤
7. 胆管囊腺瘤和胆管癌
8. 纤维板层癌（FLC）
9. 肝细胞癌（HCC）

10. 转移瘤

11. 肝内胆管癌

12. 出血性,感染性病变

单纯囊肿

偶发的,无症状的。

边界清晰的薄壁无回声病变,伴有后部回声增强(图 2.8)。

有时可能包含分隔。

出血或感染等并发症可能导致疼痛。

多囊肝表现为多发性小囊肿,通常<2~3cm,弥漫性分布于肝实质内。

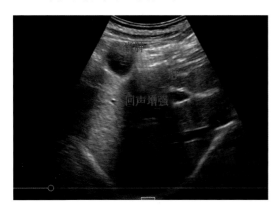

图 2.8 单纯性肝囊肿

胆管周围囊肿

小的(<2cm)囊肿,散在分布,或多发聚集,以肝门为中心,与胆管和门静脉平行。

胆管错构瘤(V MCs)

多发、边界清晰、微小、结节性低回声病变。

多发高回声病灶,并伴有后方振铃伪像为其特征。

血管瘤

最常见的肝良性肿瘤。

通常<3cm,均质高回声(图 2.9)。

在某些病例中可能表现为不均质回声,

中央呈低回声区,周围有较厚的高回声。

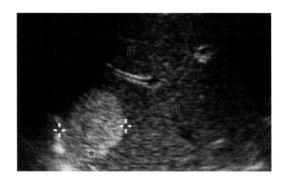

图 2.9 高回声血管瘤

局灶性结节增生

第二常见的良性肝肿瘤。

常见于育龄女性。

边界清晰的高至等回声病变,伴有中央瘢痕,有时难以与邻近的正常肝区分。

多普勒可显示多血供的中央瘢痕和轮辐状血流。

肝腺瘤

女性经常服用口服避孕药(OCPs)。

与糖原贮积病 1 型相关。

不均质混杂回声病变。

有出血和恶性变性的倾向。

胆管囊腺瘤

中年女性。

多房性囊性肿块。

次全切除后容易复发。

可发展为恶性囊腺癌,表现为厚壁伴结节和分隔增厚。

肝细胞癌

最常见的恶性肿瘤之一。

与肝硬化和慢性病毒性肝炎相关。

以三种形式出现:孤立型、多结节型和弥漫性浸润型(图 2.10)。

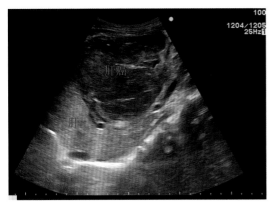

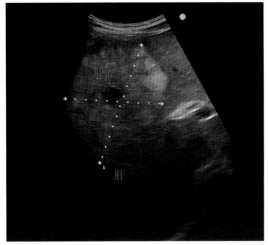

图 2.10 不均质肝细胞癌的不同表现

门静脉/肝静脉(IVC)侵犯与不良预后相关。

新生血管和动静脉瘘,导致流量增加。

纤维板层肝细胞癌

罕见,见于年轻患者。

预后较好。

巨大、孤立、生长缓慢的肿块,伴有钙化和中央纤维化瘢痕。

与肝硬化无相关性[不同于肝细胞癌(HCC)]。

转移瘤

通常是多发,单发极为少见。

多发、大小不等的实性回声结节,周围有

低回声晕,呈靶征或牛眼征,提示转移瘤(图2.11)。

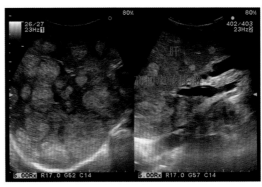

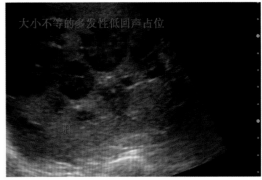

图 2.11 大小不等的多发性肝转移瘤(高回声和低回声)

高回声转移瘤

• 结肠腺癌。

• 胃肠道肿瘤。

• 肾细胞癌。

• 类癌。

• 绒毛膜癌。

• 胰岛细胞瘤。

低回声转移瘤

• 乳腺癌。

• 肺癌。

• 可能来自胃癌、食管癌和胰腺癌。

钙化性转移瘤

• 黏液腺癌(结肠)。

囊性转移瘤

• 卵巢和胰腺的囊腺癌。

• 结肠黏液癌。

- 坏死性结直肠转移癌。
- 神经内分泌肿瘤。

弥漫性浸润性转移瘤

- 常与慢性肝病相混淆。
- 见于乳腺癌和肺癌,恶性黑色素瘤。

假性肝硬化:肝转移瘤治疗并发症(化疗),尤其是乳腺癌。

放疗类似肝硬化,伴有体积缩小、尾状叶增大和被膜凹陷。

肝内胆管细胞癌

表现为无痛性黄疸。

单发、边界清晰、不规则的低回声肿块,常伴有被膜凹陷。

肝内胆管扩张,终止于肿瘤水平。

静脉瘤栓是罕见的(不同于 HCC)。

血肿创伤

被膜外:肝被膜外无回声或复杂的囊性病变。

被膜下:肝被膜与相邻的肝实质之间无回声或复杂的囊性病变,呈弧形,通常压迫肝实质。

肝实质:肝实质内无回声或复杂的囊性病变。

可能伴有撕裂,形状不规则的低回声病变,一直延伸至被膜表面。

右后叶是钝挫伤最常见的累及部位。

鉴别诊断:胆汁瘤和脓肿。

其他

- 充血性心力衰竭引起的充血性肝肿大。肝脏肿大,肝静脉扩张。肝静脉的正常直径可达 7～9mm。下腔静脉管径不随呼吸发生变化。并伴有胸腔积液(图 2.12)。
- 既往感染性病变所致的钙化性肉芽肿,最常见的是肺结核(图 2.13)。

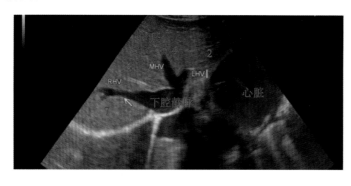

图 2.12　肝静脉和下腔静脉充血。肝静脉三叉戟状也显示了肝的断面解剖

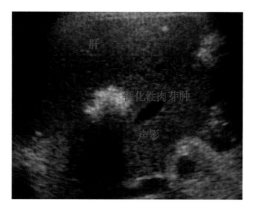

图 2.13　肺结核钙化性肉芽肿伴声影

儿科部分

新生儿肝炎

3个月前发生肝脏感染。

超声表现——弥漫性肝肿大,增厚的胆囊壁内脓肿(如果是细菌来源)。

胆管闭锁——胆囊三联征。

- 无/小胆囊,长度<1.5cm。
- 不规则/分叶状外形。
- 壁模糊,缺乏完整的黏膜面回声。

三角形条索征:门静脉分叉前方条索样的高回声结构。

儿童肝硬化的病因

肝炎。

囊性纤维化。

代谢性疾病(毒素积累)。

胆管闭锁。

婴儿血管内皮瘤

具有不同回声的单个/多个实性肿块。

肿块内部和周围可见多条纡曲血管。

由于严重的动静脉瘘,腹腔动脉、肝动脉和肝静脉出现扩张。

腹腔动脉以下的腹主动脉看起来很细。

间叶性错构瘤

罕见,多房囊性肿块,年龄小于2岁。

肝母细胞瘤

3岁以下儿童最常见的原发性肝肿瘤:

不均质的多血供肿块,伴散在钙化,多见于肝右叶。高血清甲胎蛋白(AFP)。

未分化胚胎肉瘤

恶性间质瘤。罕见的6－10岁年龄组。

生长迅速,体积大,不均质回声,伴有中央坏死和囊肿。

正常血清AFP水平。

转移瘤

肝脏弥漫性浸润或多发结节。

来自神经母细胞瘤、肾母细胞瘤、白血病或淋巴瘤。

3 胆囊

引言

超声成像（USG）应在至少禁食 4h 后进行，因为摄入高脂肪食物会刺激胆囊收缩。胆囊在给药胆囊收缩素后也会收缩。

解剖

胆囊位于肝脏下缘，与肝中静脉（MHV）位于同一解剖平面（图 3.1）。

叶间裂从右门静脉（RPV）的起点延伸至胆囊窝，并用作标志。

分为：胆囊底、体和颈部（Hartmann 囊，结石嵌顿的常见部位）。

Heister 瓣：位于胆囊管内，防止其塌陷/过度扩张。

Hartmann 囊：膨出的 GB 颈。

正常 GB 壁厚——3mm。

＞5mm 绝对是不正常的。

正常的 GB 显示后方回声增强。

GB 肿大：如果横径＞4cm，长径＞9～10cm。如果测量值超过正常值，可被称为胆囊积水。

脂餐后复查。如果没有收缩，检查是否因结石、血块、蛔虫病，以及淋巴结或肿瘤的外压而存在胆囊管和胆总管（CBD）梗阻。

收缩的胆囊壁较厚，可能掩盖囊腔或囊壁内的异常。

胆囊变异

1. 异位胆囊。

2. 多分隔胆囊。

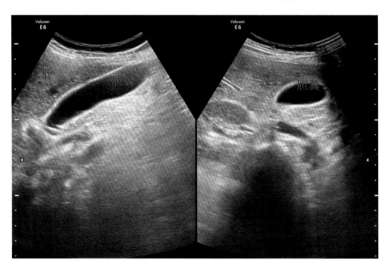

图 3.1　不同切面的正常胆囊和肝

3. 重复胆囊。

4. 僧帽形（胆囊底折叠覆盖在胆囊体上）。

在黄疸患者中

扩张的胆囊提示胆总管阻塞（肝内/肝外）。寻找肝内胆管根部（IHBR）。

无扩张的胆囊提示胆总管无梗阻或胆囊管水平以上梗阻。

Curvoisier 征：表现为无痛性黄疸，可触及胆囊（右上腹肿块）的患者不太像胆囊结石，应首先考虑胰腺/胆道肿瘤，除非有其他证据。

病理

胆结石（胆石症）

危险因素：肥胖、生育、女性、怀孕、糖尿病等。

超声成像

• 可移动的强回声病灶，后方伴声影。

• 与无声影的息肉相比，结石在囊内的

位置随着患者的体位改变而移动，而息肉位置是固定的。结石有时会嵌顿在颈部。

患者侧卧位或立位扫描可使结石在胆囊内移动。

壁-强回声-声影（Wall-Echo-Shadow，WES）征：在充满结石的胆囊中，胆囊壁首先在近场中可见。接着是强回声结石。其次是声影。通常被误认为是肋骨声影或肠道气体（十二指肠位于胆囊的后面，可能引起声影）。

胆泥/泥沙样结石/微小结石

胆泥是胆汁成分的沉积。

易感因素——怀孕、体重迅速减轻、长期禁食、严重疾病、长期全胃肠外营养（total parental nutrition，TPN）。

据报道，在头孢曲松（第三代头孢菌素）治疗后，可逆性胆泥/结石形成（假性结石）可能在停药 1 个月后消失，可避免不必要的胆囊切除术。

超声表现：

• 胆囊内的无固定形态，低回声，后方无声影（图 3.2）。

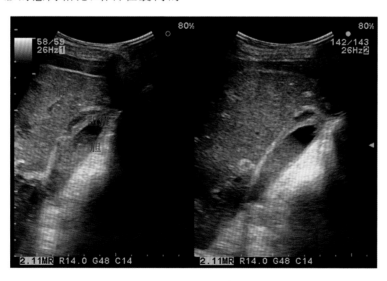

图 3.2 胆囊内淤积的胆泥

- 膨出的胆泥/胆泥团可类似结石(但无声影)或肿瘤。
- 内部缺乏血供。
- 可移动(随着患者体位的改变,缓慢移动)。
- 胆囊壁正常。

去除病因后可能消失,也可能发展成胆结石。需要进行后续扫描。

胆囊肝化:胆囊腔完全充满淤积的胆泥,胆囊类似肝实质,导致超声成像上胆囊不可见。然而,正常肝实质在多普勒成像上显示彩色血流,而胆囊则不会。

急性胆囊炎

超声表现

1. 胆囊结石(颈部或胆囊管)。

2. 胆囊壁增厚(>3mm)(图 3.3 和图 3.4)。

3. 胆囊壁水肿,有液体夹层的纹理。

4. 肿大的胆囊(横径>4cm)。

5. 超声墨菲征阳性——胆囊区探头压痛。

6. 胆囊壁血流增多。

7. 胆囊周围积液。

8. 胆泥。

坏疽性胆囊炎:内膜脱落,囊内可见线性回声。

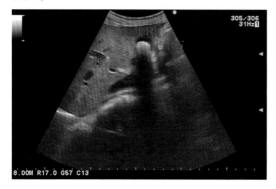

图 3.3 囊内的结石回声

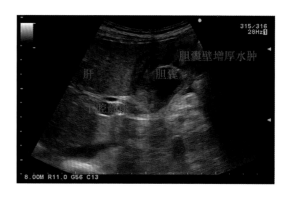

图 3.4 胆囊炎患者增厚的胆囊壁

穿孔:胆囊壁连续中断,伴有周围积液。

气肿性胆囊炎:腔内空气呈强回声,伴浑浊声影。

黄色肉芽肿性胆囊炎:一种罕见的胆囊炎症性疾病,表现为局灶性/弥漫性壁增厚、壁内结节、结石和邻近肝实质的脂肪层消失。难以与恶性肿瘤相鉴别。

非结石性胆囊炎

通常见于大手术、严重创伤、败血症、糖尿病和动脉粥样硬化等危重患者。

危重患者的胆囊肿大、壁增厚、胆泥沉积和胆囊周围液体。

其他

胆囊不可见的因素(图 3.5)。

1. 不禁食的患者。要使胆囊充分充盈,至少需要禁食 4~6h。

2. 缩小的胆囊充满结石/完全钙化的胆囊伴声影。

3. 胆囊位置异常。

4. 胆囊切除术。

5. 胆囊先天性发育不全/无胆囊——非常罕见。

6. 胆囊的肝样变。

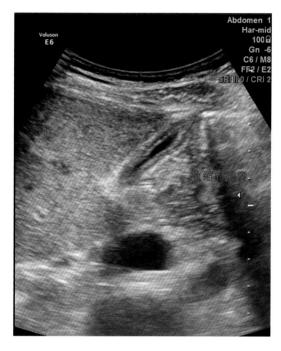

图 3.5 收缩的胆囊和增厚的囊壁

胆囊壁增厚的原因。

系统性
1. 充血性心力衰竭(CHF)
2. 肾功能衰竭
3. 低蛋白血症(腹水)
4. 终末期肝硬化

炎症

1. 胆囊炎
2. 胆管炎
3. 肝炎
4. 胰腺炎

肿瘤
1. 胆囊腺癌
2. 转移

其他
1. 胆囊腺肌增生症
2. 胆壁内静脉曲张
3. 腹水

瓷胆囊

胆囊壁钙化伴致密的后方声影,女性居多。

胆囊癌的高危因子。

鉴别诊断

1. 胆结石　瓷胆囊中没有 WES 征。
2. 气肿性胆囊炎　瓷胆囊内无浑浊的声影。

息肉

黏附于胆囊壁的多发性、无声影和非移动性病变(对照移动性胆结石)(图 3.6)。

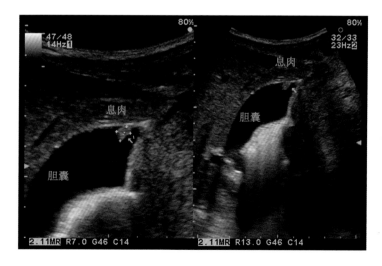

图 3.6 胆囊内的无声影、无移动性息肉

胆囊腺肌增生症

- 良性的。
- 可以是局灶性的,也可以是弥漫性的。
- 在弥漫性腺肌增生症中,胆囊壁增厚伴有囊性结构或碎屑(回声)形成彗星尾征,类似于切开的猕猴桃的外观。

胆囊癌

- 有血供的不均质肿块占据正常的胆囊。
- 可能会发现不可移动的结石。

- 胆囊可能消失,邻近肝脏可能被侵犯(图 3.7)。
- 建议进行 CT 扫描以完善检查。

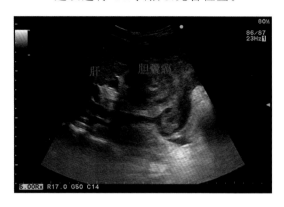

图 3.7　胆囊病变侵犯邻近肝

4 胆道系统

引言

在胆道术语中,近端指的是胆道系统靠近肝脏的部分,而远端指的是靠近肠道的部分。

超声常规显示左、右肝管,即肝总管(CHD)的一级分支。

正常 CHD——5mm。

正常胆总管(CBD)——5～6mm。60 岁后每十年增加 1mm,胆囊切除术后患者可能增加至 10～12mm。

CBD 在肝门静脉上方可见一个管状无回声。

扩张的肝内胆管表现为与门静脉平行的中央型和周围型管状结构。

病理学

胆总管结石(CBD 结石)

原发性:胆管内新发结石。

继发性:自胆囊下移的结石(或胆囊切除术后)。

超声表现:

• 伴有后方声影的高回声病变。

• 小结石可能缺乏典型的声影,表现为明亮的线性回声(图 4.1)。

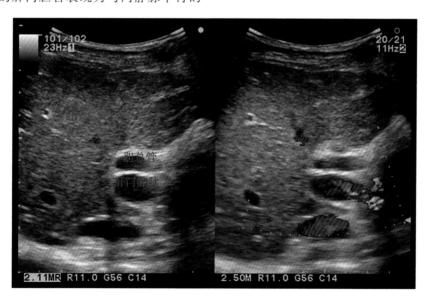

图 4.1　扩张的 CBD

鉴别诊断

1. 血凝块(胆道积血)、气体(胆道积气)、乳头状肿瘤、胆泥。

2. 既往胆囊切除术导致的手术夹——长度短,较高回声,无胆囊,胆管不扩张。

Mirizzi 综合征

- 结石嵌顿在胆囊管内,伴周围水肿。
- 胆管扩张至肝总管水平。

胆管炎

急性胆管炎

超声表现

- 胆道系统扩张(图 4.1)。
- 胆总管结石及胆泥。
- 胆管壁增厚。
- 肝脓肿。

表现为发热、右上腹疼痛和黄疸(Charcot 三联征)。

复发性化脓性胆管炎

超声表现

- 扩张的胆管充满胆泥和结石,局限于肝脏的一个或多个节段。最常累及左外叶。
- 慢性胆道梗阻、胆汁淤积和结石形成导致急性化脓性胆管炎反复发作。

蛔虫病

蛔虫,一种圆形线虫,通常由于卫生水平低。它在小肠内活动,可通过 Vater 壶腹逆行进入胆道系统,引起急性胆道梗阻。

超声表现:

- 胆管内的平行高回声线(图 4.2)。其外观与胆道支架相似,应根据临床病史予以排除。
- 在横切图中,被管壁包围的寄生虫呈现出靶环状。

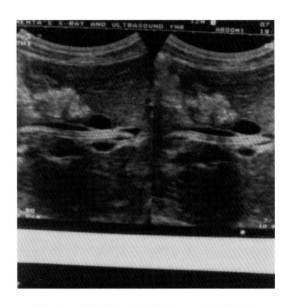

图 4.2 门静脉上方扩张的 CBD 中的蛔虫病

- 检查过程中,蠕虫的移动有助于诊断。

HIV 胆管病

疼痛、胆汁淤积、血清碱性磷酸酶(serum alkaline phosphatase,SAP)明显升高,胆红素正常。

超声表现:

- 胆管壁增厚。
- 局部狭窄和扩张。
- 弥漫性胆囊壁增厚。
- 由于 Vater 乳头狭窄导致 CBD 扩张。

硬化性胆管炎

累及胆道的慢性炎症病变。

与溃疡性结肠炎密切相关(70%)。

胆道狭窄和胆汁淤积。

超声表现:

- 胆管壁不规则增厚,管腔变窄。
- 局部狭窄和扩张。

可能进展为胆管癌。

胆管癌

来自于胆道系统任何部位的肿瘤。根据解剖位置分类:

1. 肝门(肝门胆管癌)——60%。
2. 远端——30%。
3. 肝内(周围型)——10%。
其中大约 90% 是腺癌。

肝门胆管癌

表现为黄疸、瘙痒和胆汁淤积性肝参数升高。SAP 或 γ-谷氨酰转肽酶(γGT)水平升高。
超声表现:

- 高阶肝内胆管扩张,伴左、右肝管不连。
- 肿瘤向双侧胆管延伸,不易切除。
- 门静脉狭窄导致伴行的肝动脉血流代偿性增加。可能导致受累肝叶萎缩。
- 肝门、肝十二指肠韧带的淋巴结肿大,可进一步累及腹腔、肠系膜上和胰周淋巴结。
- 通常转移到肝脏和腹膜表面。
建议术前评估使用 CT/MRI。

远端胆管癌

最常见的类型。
超声表现:形式多样

- 息肉样肿瘤,表现为胆管内肿块,伴胆管扩张。
- 局灶性不规则胆管腔狭窄和胆管壁增厚。
- 低回声、乏血供、边界不清的肿块,浸润邻近结构。

肝内胆管癌

胆管癌最不常见的部位。
肝脏第二常见的原发性恶性肿瘤。
预后不良。
超声表现:

- 肿块型:不均匀、乏血供实性肿块,通常伴有包膜收缩。
- 胆管周围浸润型:胆管狭窄或扩张。
- 可被视为胆管息肉样肿块,由于分泌大量黏液,而使肝叶肿大和远端胆管扩张。

儿科部分

胆管闭锁

胆囊三联征——胆囊缺失或胆囊小,长度<1.5cm。
不规则/分叶状。
壁不清晰,没有完整的黏膜回声。
三角形条索征:门静脉分叉前方条索样的高回声结构。

胆总管囊肿

先天性胆道系统囊性扩张。
Todani 分类:
Ⅰ型:肝外胆管局灶性/弥漫性扩张(图4.3)。

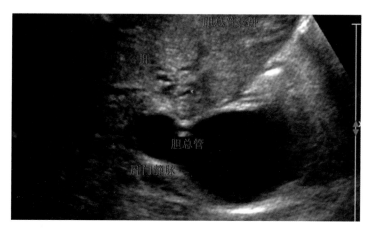

图 4.3 Ⅰ型胆总管囊肿

Ⅱ型:胆管憩室。

Ⅲ型:胆总管囊肿——远端(十二指肠内)胆总管囊状扩张。

Ⅳa型:多发性肝内和肝外胆管扩张(IH+EH)。

Ⅳb型:局限于肝外胆管(EH)的囊肿。

Ⅴ型:Caroli病(局限于肝内胆管的囊肿)(IH)。

最近,Ⅵ型胆总管囊肿(胆囊管囊性扩张)已被纳入分类。

推荐ERCP/MRCP作进一步评估。

胆管横纹肌肉瘤

儿童表现为间歇性梗阻性黄疸,表现为肝肿大、腹痛和腹胀、体重减轻、白陶土便和深色尿。

不均匀的囊性肿块,通常位于胆管内。

引言

解剖

成人脾平均长约 12cm × 7cm × 4cm（长×宽×厚），平均重量为 150g。

正常成人脾脏的上外侧是凸面的，下内侧是凹面的。

它位于横膈膜和胃底之间，其长轴在第 10 肋间。

适度的吸气会使左膈肌的中央部分和脾下移，便于观察。

沿肋间隙的斜切面可避开肋骨声影干扰。

超声表现，脾实质回声均匀，呈中等至低回声（图 5.1）。

正常的脾静脉直径可达 10mm。

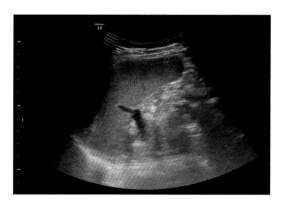

图 5.1　脾的正常回声结构

病理

脾大

轻度至中度：感染，如结核病、疟疾、真菌、原虫等。

- 门脉高压。
- 艾滋病。

重度：骨髓增生性疾病。

- 白血病、淋巴瘤。
- 传染性单核细胞增多症。
- 骨髓纤维化。

脾囊性病变(图 5.2)

1. 感染性囊肿　包虫囊肿（最不常见的部位之一）可能钙化。

2. 创伤后假性囊肿

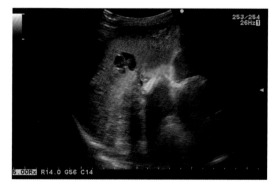

图 5.2　脾囊性病变

3. 表皮样囊肿　先天性。

4. 脾内胰腺假性囊肿　与胰腺炎特性相关。

5. 脾脓肿　复杂的囊肿,有不规则的厚壁和碎片。如果有气体,则可以看到浑浊声影。需要在适当的治疗后进行随访。

胆固醇和碎片的回声类似实性病变。

脾实性病变(图 5.3)

1. 肉芽肿性感染　局灶性、强回声性病变,有或无声影。包括组织胞浆菌病、结核和结节病。

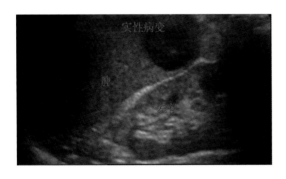

图 5.3　脾实性病变

鉴别诊断——脾动脉钙化。

2. 原发性恶性肿瘤　罕见,包括原发性淋巴瘤和血管肉瘤。

3. 转移癌　可能是低/高/混合回声病变。

来自恶性黑色素瘤、乳腺癌、肺癌和胃癌。

4. 血管瘤　最常见的原发性脾肿瘤。

边界清晰的高回声/混合回声。通常体积小且为良性。

5. 梗死　周围楔形低回声病变,无血流,随时间发展为高回声病变。发生在患有血管炎和镰状细胞贫血的儿童。

6. 戈谢病

7. 血吸虫病

8. 念珠菌病　内轮辐状结构。

9. 粟粒性结核　无数微小的弥漫性的高回声灶。

10. 创伤　包膜下、包膜周和脾实质内血肿。

11. Gamma Gandy 结节　见于门脉高压症。

其他

脾钩:副脾——正常变异。

与肿大的淋巴结容易混淆。

通常见于脾门附近,回声与脾相似。

CT/^{99m}Tc 热变性红细胞显像可确诊。

无脾和多脾见于内脏异位症患者。

多脾:双侧左向性。有两个形态学上左肺,下腔静脉左侧延续为奇静脉,胆道闭锁,胆囊缺如(absent gallbladder,GB),胃肠旋转不良和心血管异常。

无脾:双侧右向性。有两个形态学上的右肺,中位肝,主动脉和下腔静脉反位,马蹄肾和肺静脉异位引流。

创伤后脾增生:脾破裂后,脾细胞可能植入腹腔任何地方,导致多发性异位再生脾结节。

6 胰　腺

引言

解剖

位于十二指肠襻和脾门之间肾旁间隙前的无包膜的腹膜后器官。

由胃十二指肠动脉（gastroduodenal artery，GDA）和脾动脉供血。

长度：12.5～15cm。

组成：头部、钩突、颈部、体部和尾部。

两条导管：主胰管（main pancreatic duct，MPD）——通过大乳头的 Wirsung 管。

副胰管（Santorini 管）——在小乳头处进入十二指肠。

超声表现：正常情况下，呈均质高回声。

随着年龄的增长和肥胖，由于脂肪的浸润，回声更高。

前后径（anteroposterior，AP）正常值（图6.1）：

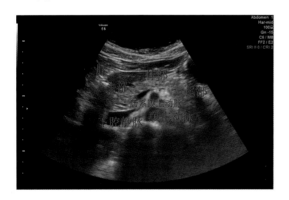

图 6.1　胰腺和邻近组织的正常解剖

胰头<3.0cm。

胰体<2.5cm。

胰尾<2.0cm。

胃十二指肠动脉位于胰头前部，胆总管（common bile duct，CBD）位于胰头后部。

正常变异

由于胚胎期腹侧原基的脂肪含量较少，有时胰头后半部回声减弱。类似低回声病变，须通过无胆管扩张和无肿块效应来区分。

方法

患者准备——至少禁食 6h。

直立/半直立体位使充满气体的胃或结肠远离胰腺。

否则，饮水充盈胃腔也可以使胰腺容易看到。

病理

急性胰腺炎

病因：最常见的是胆道结石和酗酒。

在急性发作 48h 后，当麻痹性肠梗阻消退时，超声检查更有效。

局灶性

- 胰腺局灶性低回声肿大，通常为胰头。
- 难以与肿瘤鉴别。结合临床症状严重

和淀粉酶/脂肪酶的结果,明确急性胰腺炎的诊断。

- 逐渐变细的胆总管。
- 通常见于慢性酗酒者,但也可能由邻近的炎症引起,如穿孔性消化性溃疡。

弥漫性

- 弥漫性实质回声减低,随着病情发展,也会出现回声不均。
- 胰腺导管可能出现扩张。

轻症

- 超声表现正常,但临床和实验室检查结果异常。
- 随着病情恶化,可观察到回声减低和体积增大(由于水肿和炎症)(图6.2)。

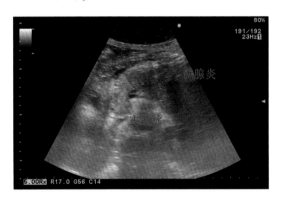

图6.2 急性胰腺炎中增大、低回声的胰腺

胰腺外表现:

1. 小网膜囊、肾旁前间隙等处积液。

急性发作后4周内出现,自发性消退的发生率高。

可通过连续超声扫描进行保守治疗。

2. 腹水。

3. 胆囊壁增厚水肿(gallbladder,GB)。

4. 胸腔积液(左侧)。

并发症

1. 胰腺假性囊肿

边界清晰的、有囊壁隔离胰腺的积液,从急性炎症发作起持续至少4周。

形成由胶原蛋白和血管肉芽组织组成的囊壁需要4~6周。

超声表现

- 界限明确,无回声囊性结构(图6.3)。如果感染或出血,可以看到碎片。
- 慢性病例可能有钙化壁。

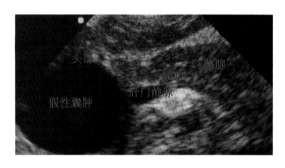

图6.3 急性胰腺炎并发症的假性囊肿形成

可能会自行消退,如果持续>6周,需要减压。

大小>6cm。

出现感染、内出血和穿孔等并发症。

(1)急性腹膜炎:可能发生假性囊肿破裂进入腹腔。

(2)胰腺脓肿:厚壁无回声肿块,碎片内有含气强回声(混响伪像)。

2. 血管并发症

静脉或动脉血栓形成。

假性动脉瘤形成(门静脉/脾动脉)。

3. 胰源性腹水

由于主胰管破裂导致胰酶缓慢渗漏至腹膜腔。

无症状,腹部增大。

ERCP可以检测胰管中断的位置。

慢性胰腺炎

胰腺的进行性、不可逆的破坏。

由于酗酒/胆道疾病导致的反复发作的

轻度/亚临床胰腺炎。

超声表现

- 胰腺回声不均匀,低回声区(由于炎症)和高回声区(由于纤维化和钙化)。
- 导管内结石导致钙化。
- 胆总管和胰管(pancreatic duct,PD)扩张(不规则扩张)。
- 假性囊肿不易自行消退。

腺癌

肿瘤好发于胰头部(70%)——因胆总管阻塞而发现较早。

表现为无痛性黄疸,可触及无压痛的胆囊。

胰体尾部肿瘤——发现较晚,当肿瘤侵犯胃肠道时,表现为体重减轻、疼痛、黄疸和呕吐。

超声表现

- 胰头区边界不清,不均匀/均匀的低回声肿块(图6.4)。

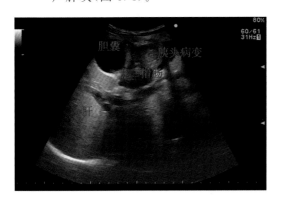

图6.4 胰腺癌浸润邻近十二指肠

- 多普勒成像少血供。
- 扩张胰管>2~3mm,可能出现扭曲。
- 胆总管扩张突然截断,高度提示恶性

肿瘤。

- 胆总管/胆囊内有较厚的胆泥。
- 双管征——胆总管、胰管均扩张。
- 血管结构的受压、侵犯、包绕。
- 也可看到坏死引起的小囊性区域。
- 预后不良。

鉴别诊断

1. 局灶性急性胰腺炎。

2. 与慢性胰腺炎相关的局灶性肿块。

3. 胰周淋巴结病——淋巴结间存在高回声间隔。

4. 壶腹腺癌——预后较好。

内镜超声检查(endoscopic ultrasonography,EUS)结合了内镜检查和高分辨率超声检查。

适用于小肿瘤、慢性胰腺炎和过度肥胖患者的检测和分期,但高度依赖于操作者。

胰腺囊性肿瘤

微囊性/浆液性囊腺瘤

>60岁(老年肿瘤):多见于女性,通常是良性的。

超声表现

- 边界清楚,分叶状,内有少量回声,貌似实性但多囊性肿块。
- 囊肿<2cm,中央有星状高回声区(瘢痕)。
- 这些肿瘤的假包膜和间隔往往是有血流的。

大囊性/黏液性囊腺瘤/囊腺癌

通常累及40—45岁的女性(中年肿瘤)。

- 边界清楚的单房/多房囊性病变,通常囊肿大小>2cm。
- 可能是无回声或包含碎片或附壁实性

回声突起。

- 即使是恶性肿瘤，也有较好的预后。
- 手术切除。

导管内乳头状黏液性肿瘤/赘生物

M＝F（男女发病率相同）。

表现为反复发作的胰腺炎。

源于主胰管或其分支。

主胰管的节段性/弥漫性扩张伴/不伴侧支扩张。

分支型表现为单房或多房囊性团块。

与其他囊性肿瘤不同的是，它与胰管相通。

内镜逆行胰胆管造影（ERCP）/磁共振胰胆管造影（MRCP）显示最佳。

胰岛细胞肿瘤：罕见的功能性肿瘤

包括以下类型：

胰岛素瘤（B细胞肿瘤）。

胃泌素瘤。

胰高血糖素瘤。

胰血管活性肠肽瘤。

生长抑素瘤。

类癌。

超声表现：由于体积小，难以探测。

通常界限清晰，低回声，无钙化/坏死。

实性乳头状上皮肿瘤

年轻女性（青少年肿瘤）。

边界清晰的，有完整包膜的肿瘤，具有出血和坏死倾向。

好发于胰尾。

预后较好。

注意：在假性囊肿、急性胰腺炎中淀粉酶水平较高，而浆液性囊性肿瘤中淀粉酶水平较低。

在导管和黏液囊性肿瘤中糖类抗原（CA19-9）水平较高。

癌胚抗原（CEA）在黏液性肿瘤中增高，在假性囊肿和浆液性囊腺瘤中减少。

儿科特有的

胰母细胞瘤

罕见的儿童侵袭性肿瘤。不均质实性多房囊性病变伴高回声分隔；大多在胰头。

与高甲胎蛋白（AFP）相关。

囊性纤维化

脂肪替代引起的胰腺高回声。也可见到小于3mm的囊肿。

胰岛细胞增生症

由于原始导管上皮细胞的扩散性增生，胰腺弥漫性肿大（肿瘤样状态），回声均匀。常伴有低血糖和贝-维综合征（Beckwith-Wiedmann syndrome）。

7 泌尿生殖系统

引言

解剖

- 左肾通常比右肾高 1～2cm。通常位于 T_{12}～L_3 椎体之间。
- 正常肾脏长 9～13cm，宽 4～6cm。双肾大小差异不得超过 2cm（图 7.1）。
- 肾实质由皮质组成：通常比邻近的肝和脾回声低。

髓质锥体：比皮质更低回声。

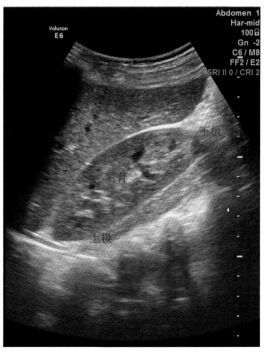

图 7.1 右肾与肝的正常回声对比

- 高回声肾窦，在肾中央区包括集合系统、血管、脂肪和纤维组织。
- 肾脏有一个薄的纤维性真包膜。肾周脂肪位于包膜外，前部被 Gerota 筋膜包裹，后部被 Zuckerandl 筋膜包裹。

血管解剖

双侧肾动脉起源于 L_{1-2} 椎体水平的主动脉。

左肾静脉较长，在进入下腔静脉前穿过主动脉和肠系膜上动脉（SMA）之间。

左性腺静脉流入左肾静脉。

右肾动脉较长，走行位置较低，从下腔静脉和右肾静脉后方通过。

左肾动脉从左肾静脉后方通过。

四层保护层覆盖肾脏（从内到外）：

1. 纤维囊
2. 肾周脂肪
3. Gerota 筋膜
4. 肾旁脂肪

输尿管

长 30～34cm，直径 2～8mm。由于上覆的肠道内气体干扰，可能看不到未扩张的输尿管。通常位于髂血管前方。

膀胱

三角区是由膀胱内的双侧输尿管入口

和尿道内口的连线区域。膀胱壁的厚度取决于膀胱扩张的程度。应适当充盈,以便其更好地显示。正常膀胱容量为 400 ～ 500ml。应做排尿后扫描,以排除所有的下尿路病变。

正常变异

肾柱肥大:正常变异,代表未被吸收的肾极实质

超声检查,通常出现在肾脏的上 1/3 和中 1/3 的交界处。

以交界处实质缺损为界。

一侧肾窦受压。

与邻近肾皮质相连。

包含肾锥体。

一般小于 3cm。可能会被误认为小肿瘤。通过彩色多普勒(color Doppler,CD)显示弓状动脉与小肿瘤区分。

肾发育不全:肾体积小,但其他方面正常。

永存胚胎期分叶肾:胚胎期肾通常呈分叶状。在成人中可作为正常变异持续存在。

驼峰征(国内叫作脾侧隆起):由于脾压迫左肾上外侧缘,造成肾外形的正常变异。

类似肾肿块,但肾盏和锥体可能延伸到这个假性肿瘤中。

病理

肾积水

扩张的肾盏系统,肾盏与肾盂的连续性使其区别于囊肿。由于体内水量过多、膀胱过度充盈(排尿后缓解)和怀孕,肾盂-肾盏系统可能扩张。

1 级:肾盂轻微分离——可能是由于膀胱过度充盈所致。

2 级:轻度——肾盂和肾盏扩张。

3 级:中度——肾盂和肾盏系统扩张,伴有轻度实质变薄。

4 级:重度——肾盂-肾盏系统明显扩张,肾实质明显变薄(图 7.2)。

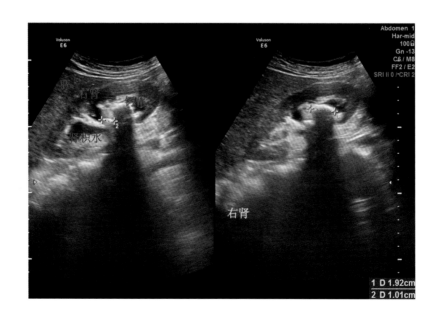

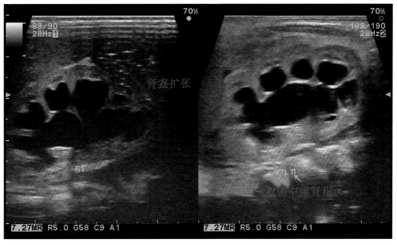

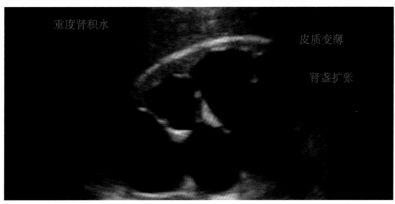

图 7.2 轻度、中度及重度肾积水

先天性异常

肾重复畸形

集合系统的部分或完全重复。

Weigert-Meyer 定律

下极肾盂相连的输尿管在正常位置插入膀胱,但壁内段可能比正常的短,导致膀胱输尿管反流(VUR)。

上极肾盂相连的输尿管异位插入,通常在正常输尿管插入部位的内侧下方。它的开口可能存在狭窄和梗阻。

复杂肾重复畸形患者可能出现尿路感染、发育不全、血尿和膀胱梗阻症状。

女性上极输尿管插入外括约肌下方的尿道时,可能出现慢性持续性尿失禁或滴尿。

异位肾

在胚胎发育过程中肾脏上升失败可导致盆腔肾。

肾体积小,功能减退。

输尿管较短(图 7.3)。

如果肾升得太高,它会通过胸腹裂孔,导致胸内肾。

交叉融合性异位

两个肾位于同侧。

异位肾将与另一个肾融合(图 7.4)。

输尿管-膀胱连接(ureteric-vesical junc-

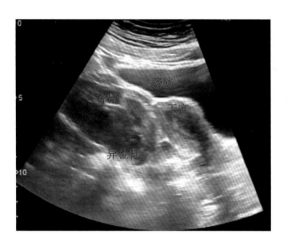

图 7.3　右肾异位在盆腔

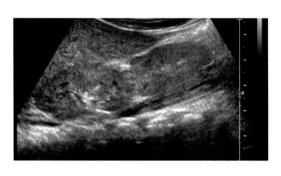

图 7.4　正常右肾与异位右肾交叉融合

tion，UVJ）在正常位置。

马蹄肾

位于腹部大血管的前面。

下极融合为峡部，可以是功能性肾实质或纤维性组织。

伴有肾盂输尿管连接部（pelvi-ureteric junction，PUJ）梗阻、输尿管反流等。

在超声检查中，肾低于正常水平

下极向中间靠拢（图 7.5）。

有的可见肾盂积水和肾结石。

肾盂输尿管交界处梗阻

男：女＝2:1。

左＞右。

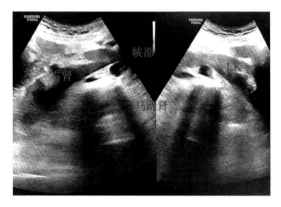

图 7.5　马蹄肾

在超声检查中，显示肾盂输尿管交界处的上方有肾积水。

存在明显的肾盂膨胀（图 7.6）。

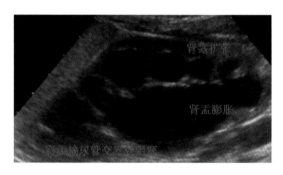

图 7.6　肾盂输尿管交界处阻塞

感染性病变

急性肾盂肾炎

通常肾脏显示正常。如果异常，可能会显示

• 回声异常。

• 肾肿大。

• 皮质、髓质难以区分。

如果为局灶性，可表现为低回声肿块。

未经治疗或治疗不当的急性肾盂肾炎可能导致实质坏死并形成脓肿。

糖尿病患者、免疫缺陷患者和慢性衰弱

性疾病患者的患病风险增加。

在超声上,圆形厚壁低回声复杂肿块,内部有可移动的碎片。

有时还可以看到带有浑浊声影的气体。

鉴别诊断:

• 出血性/感染性囊肿。

• 寄生虫囊肿。

• 多房性囊肿/囊性肿瘤。

小脓肿:保守治疗。

大脓肿:需经皮引流/手术。

肾盂积脓

阻塞的集合系统中的化脓性物质

超声显示:肾积水伴有或无输尿管积水

• 移动性碎片(图 7.7)。

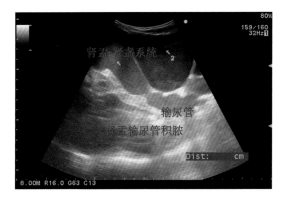

图 7.7 显示肾盂-肾盏系统和输尿管扩张,肾肿大,碎片回声提示肾盂输尿管积脓

• 可以看到有浑浊声影的气体。

• 可以看到结石。

慢性肾盂肾炎

间质性肾炎常伴有输尿管反流。

超声表现:

• 实质回声增强,伴有实质变薄。

• 集合系统扩张。

膀胱炎

通常由大肠埃希菌引起。

表现为膀胱刺激征和血尿。

超声表现:

• 弥漫性不规则膀胱壁增厚(图 7.8)。

• 腔内可见移动性回声。

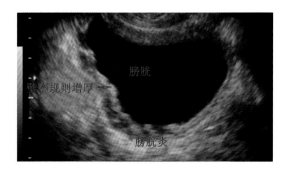

图 7.8 膀胱炎患者膀胱壁增厚、不规则

结石

肾结石

最常见的结石类型是草酸钙(60%~80%)。

输尿管的三个狭窄段,结石可能存在于此:

1. 就在肾盂输尿管交界处。

2. 输尿管跨过髂血管处。

3. 在输尿管膀胱连接处(是输尿管最常见的部位,其最小直径为 1~5mm)。

超声检查→可见后方有声影的强回声灶和近端肾盂输尿管积水。有时可能不存在肾积水,提示无梗阻性结石。在多普勒上可看到快闪伪像。

鹿角结石——珊瑚结石,呈肾盂形状,形似鹿角。因反复感染而发生;通常由鸟粪石(镁、铵、磷酸盐)组成。

类似肾结石的结构:

• 肾动脉钙化。

• 肾内气体。

• 钙化脱落的乳头。

由于上覆肠气和输尿管位于腹膜后深

部,输尿管结石不易显示。但是通过探头加压可以看到(图 7.9)。

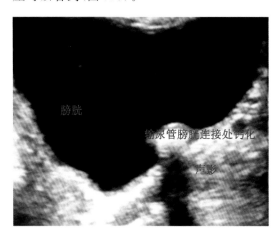

图 7.9 输尿管膀胱连接处的结石导致上游输尿管积水

膀胱结石:可移动的强回声病灶,伴有后方声影。可见膀胱壁增厚和输尿管口水肿。Jackstone 结石是一种不规则的致密结石,呈针状向外放射,通常由草酸钙脱水组成(图 7.10)。

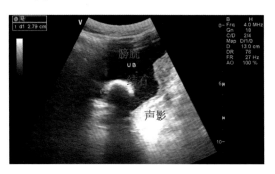

图 7.10 膀胱腔内的两个结石

肾囊性病变

1. 皮质囊肿
单纯的。
复杂的。
2. 髓质囊肿
髓质海绵肾(MSK)。

髓质囊性疾病。

3. 肾盂旁囊肿

4. 多囊肾病(PCKD) 常染色体隐性(AR)、常染色体显性(AD)。

5. 多囊性肾发育不良(MCDK)

6. 多房性囊性肾瘤(MLCN)

7. 肾获得性囊肿 见于透析患者和肾细胞癌(RCC)患者。

8. 与 von Hippel-Lindau(VHL)综合征、结节性硬化症(TS)相关

单纯性肾囊肿

发病率随年龄增长而增加。

超声检查——边界清晰、极细微的囊壁、无回声、圆形/卵圆形病变伴后方回声增强(图 7.11)。

如果很小,则无需干预。需要定期随访。

如果囊肿较大且有症状,可做囊肿穿刺和硬化。

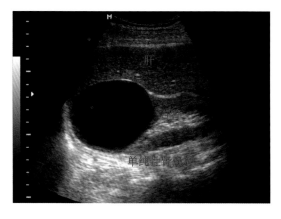

图 7.11 右肾上极的薄壁无回声囊肿

复杂性肾囊肿

囊肿伴有内部非无回声、有分隔、钙化、有一定厚度的囊壁和附壁结节(图 7.12)。

声像图:

感染性囊肿:囊壁增厚,囊内有碎屑、液平面或气体。需要抽吸和引流。

出血性囊肿:囊肿内有碎片回声。

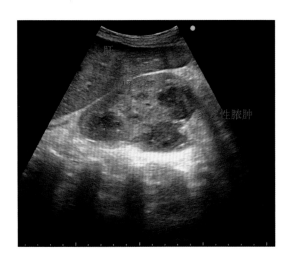

图 7.12　多发性脓肿伴移动性碎片回声

后续的一系列超声图像必须随时间发生变化。

分隔：

＜1mm 薄的分隔，光滑——可能为良性。

＞1mm 厚的分隔，不规则增厚，或实性结节——恶性病变。

在确定囊性病变的内部特征方面，超声检查优于 CT 扫描。

肾盂旁囊肿

超声表现：

- 边界清晰的无回声肾窦肿块。
- 不与集合系统相通。
- 如果囊肿内非无回声，可能是感染/出血。

鉴别诊断——肾积水-充满无回声液体的肾盏与肾盂相通。

髓质海绵肾

膨胀扩大的集合管位于髓质锥体。如果存在肾钙质沉着症，则为多发性强回声伴声影。

髓质囊性疾病

与进行性肾小管萎缩相关的髓质囊性疾病。

超声表现——缩小的高回声肾（肾结核），皮质髓质交界处有 0.1～1cm 的髓质囊肿。

常染色体隐性多囊肾病

超声表现，明显肿大的高回声肾脏，皮质髓质回声无明显差异（CMD）。

常染色体显性多囊肾病

男＝女。

双侧皮质和髓质肾囊肿（图 7.13）。

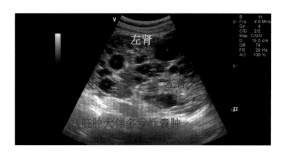

图 7.13　增大的多囊肾中大小不一的多个囊肿

症状/体征——疼痛、高血压、血尿和尿路感染（urinary tract infection，UTI）。

并发症——感染、出血、形成结石、破裂和梗阻。

超声表现——发现肾脏肿大，双侧多个大小不等的非对称囊肿。

多囊性肾发育不良

男＝女。

小的畸形肾脏，伴多发囊肿和无功能肾实质。

如果是双侧的，难以存活。

超声表现：

多发性互不相通的囊肿。

正常肾实质和肾窦均缺失。

多房性囊性肾瘤

罕见的良性囊性肿瘤

超声表现——多发性互不相通的囊肿，边界清晰的肿块。

鉴别诊断——囊性肾细胞癌。

泌尿生殖系统内科疾病

出现肾功能异常，尤其是血清肌酐水平异常的患者被送往超声科室进行初步筛查，以排除机械性梗阻或肾实质异常。

最常见的原因：

1. 急性肾小管坏死（ATN） 可能正常/增大，肾回声增强。建议对比增强计算机断层扫描（CECT）（条纹状肾图）作进一步评估。

2. 急性皮质坏死（ACN） 最初皮质呈低回声，随时间逐渐钙化。CECT 显示皮质边缘征。

3. 急性肾小球肾炎（AGN） 双侧肾脏正常/明显增大，回声不均。

4. 慢性肾小球肾炎（CGN） 随着病情进展，整体对称性实质减少，导致肾实质缩小，呈均质高回声以及显著的肾窦。

5. 急性间质性肾炎（AIN） 过敏反应导致肾脏增大，回声增强。

6. 糖尿病 慢性肾功能衰竭（CRF）的最常见原因。

超声表现：

· 肾缩小。

· 皮质回声增强，皮质髓质回声无明显差异。

· 随着病情进展到终末期，肾变得更小，回声增强，髓质与皮质回声相等。（肾脏缩小，回声增强）（图 7.14）。

7. 淀粉样变 肾增大（急性期），随后可能缩小，表现为皮质萎缩，并随病情进展而回声增强。

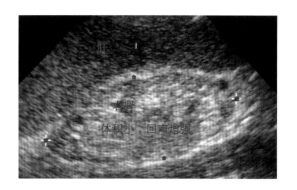

图 7.14　肾脏萎缩，回声增强——晚期糖尿病肾病

肿瘤病变

肾细胞癌

男：女＝2：1。

50－70 岁。

与吸烟、高血压、肥胖、化学物质接触有关。

症状——腰痛、肉眼血尿，可触及肾脏肿块。

组织学亚型：

1. 透明细胞癌 70％～75％病例。

2. 乳头状癌 约占 15％。

3. 嫌色细胞癌 5％的病例。

4. 嗜酸细胞癌 2％～3％的病例。

5. 集合管/髓质肿瘤 1％。

超声表现，肿瘤可呈实性等回声/低回声/高回声（图 7.15 和图 7.16）。

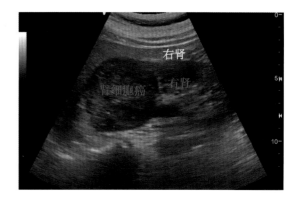

图 7.15　实性肿瘤肾细胞癌

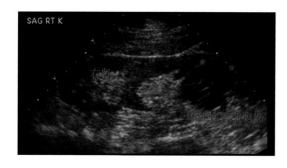

图 7.16 下极坏死性肾细胞癌

- 可见伴有坏死和钙化的囊性变。
- 周围可见低回声边缘。

肾细胞癌囊性变的四种生长方式：

1. 多房囊性肾细胞癌伴厚的结节状分隔。

2. 单房囊性肾细胞癌——充满碎片的囊性肿块,壁厚且不规则。

3. 坏死性肾细胞癌。

4. 起源于单纯囊肿的肿瘤。

增强 CT 是诊断肾癌的较好方法。

Robson 分期

第 1 阶段:肿瘤局限于肾包膜内。

第 2 阶段:肾周脂肪浸润。

第 3 阶段:局部淋巴结肿大或静脉侵犯(IVC)。

第 4 阶段:侵犯邻近器官或远处转移。

第 1 阶段和第 2 阶段可以通过手术治疗。第 3 阶段需要手术切除瘤栓。第 4 阶段只能姑息处理。

移行细胞癌

多病灶的;双侧;男＞女。

与滥用止痛药、大量吸烟、接触致癌物、环磷酰胺有关。

肾转移癌

超声表现:

- 低回声肾窦肿块伴或不伴近端肾盏扩张。

- 可延伸至肾实质,肾脏结构扭曲,但保持肾外形。

鉴别诊断——血凝块、真菌球和脱落的乳头。

输尿管移行细胞癌

通常累及输尿管下 1/3 并伴有近端输尿管积水。

膀胱移行细胞癌

最常见的部位是膀胱三角区、侧壁和后膀胱壁。

超声表现:

局灶性非移动性肿块/尿路上皮增厚,伴或不伴钙化。

70％为浅表性病变,30％为侵袭性病变。

鉴别诊断——膀胱炎,膀胱出口梗阻导致的膀胱壁增厚,黏附性血块(血块随着患者体位的改变而改变其位置,无血供)。

膀胱镜检查和活检辅助诊断是必要的。

鳞状细胞癌

与慢性感染(血吸虫病)、发炎、结石和黏膜白斑病有关。

腺癌

罕见,伴有尿路感染。

淋巴瘤

通常是非霍奇金淋巴瘤。表现为

- 局灶性实性肿块——单发或多发结节。
- 弥漫性浸润——肾结构破坏,但肾外形不变。
- 腹膜后淋巴结肿瘤直接侵犯。
- 肾周受累表现为肾周低回声肿块。

嗜酸细胞瘤

超声表现,等/低/高回声;通常边界清晰:

- 可见中央瘢痕、坏死或钙化。
- 难以与 RCC 区分。

血管平滑肌脂肪瘤

超声表现，典型的血管平滑肌脂肪瘤（AML）相对于肾实质呈高回声。由于血管平滑肌脂肪瘤的血管缺乏正常的弹性组织，容易形成动脉瘤和出血。

其他

代偿性肥大

弥漫性：肾增大但其他方面正常。见于肾切除、肾缺如、肾萎缩或发育不良。

局灶性：在反流性肾病等其他疾病的肾脏中，大面积结节状正常肾组织可能类似肾脏实性肿块。

肾肿大

1. 肾小球肾炎或脓性肾炎（急性和亚急性）
2. 淋巴瘤
3. 多囊肾
4. 肾病综合征
5. 转移瘤
6. 淀粉样变
7. 急性肾静脉血栓形成

小肾脏

1. 慢性肾脏疾病
2. 慢性肾盂肾炎
3. 结核病
4. 肾动脉狭窄
5. 先天性发育不全
6. 梗死
7. 慢性肾小球肾炎
8. 终末期肾静脉血栓形成

膀胱壁弥漫性增厚

1. 慢性膀胱炎

2. 前列腺梗阻
3. 尿道瓣膜导致慢性出口梗阻
4. 血吸虫病（伴有钙化）
5. 神经性膀胱功能障碍
6. 膀胱充盈不全

膀胱壁局限性增厚

1. 息肉/肿瘤
2. 外伤引起的血肿/血块
3. 膀胱充盈不全
4. 感染/炎症原因，如结核病等

膀胱腔内的异常回声病变

1. 结石——通常是可移动的，也可黏附的
2. 息肉——无蒂或有蒂
3. 异物、导管
4. 创伤引起的血块/血肿（图 7.17）

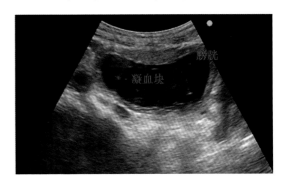

图 7.17 膀胱腔内的不均质血凝块，类似肿瘤

5. 因感染、瘘管或留置导尿管引发的气体——形成混响伪像
6. 有时在膀胱底部中央可见增大的前列腺/巨大的子宫肌瘤
7. 肿瘤

肾损伤

1. 轻微损伤 挫伤、包膜下血肿、小范围皮质梗死和未延伸至集合系统的撕裂伤。
2. 严重损伤 延伸至集合系统的撕裂伤。

3. 血管蒂损伤

4. 输尿管-肾盂连接部（uretero-pelvic junction,UPJ）撕脱伤

输尿管囊肿

输尿管壁内段囊性扩张。超声表现,在输尿管膀胱连接处附近可见囊性结构伸入膀胱。可以是单侧的,也可以是双侧的。可能产生梗阻,导致复发性尿路感染。

神经性膀胱功能障碍

逼尿肌无力:超声表现-下运动神经元病变,表现为平滑、过度充盈、薄壁膀胱,向上延伸至腹部。

逼尿肌反射亢进:厚壁、前后径>上下径、小梁小房增多,伴有上尿路扩张,排尿后膀胱残余尿量明显增多。

膀胱憩室

先天性:Hutch 憩室——位于输尿管开口后外侧。

后天的:由于膀胱出口梗阻。

超声表现:

- 从膀胱向外膨出的囊性结构。
- 颈部很容易识别(可以是窄的也可以是宽的)。
- 可以看到尿液流入和流出憩室。有的可以看到尿沉渣(图 7.18)。

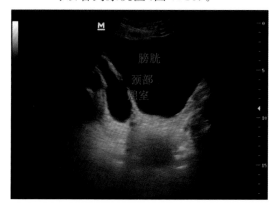

图 7.18　膀胱憩室

输尿管射流

当致密的尿液从输尿管流入膀胱中稀释的尿液时,可见到这种现象。输尿管射流朝前内侧方向流动。可用于评估输尿管的通畅程度。无射流并不表示存在梗阻,但其存在排除了完全梗阻(图 7.19)。

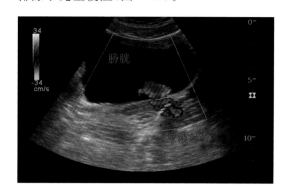

图 7.19　多普勒显示尿流为彩色

儿科部分

婴儿肾脏与成人肾脏在以下几个方面有所不同:

1. 由于婴儿的肾盂周围脂肪较少,肾窦与肾实质回声差异较小。

2. 孕足月婴儿肾皮质的回声与肝脏的回声相同(更大一些的儿童和成人,其肾皮质的回声低于肝脏和脾脏)。

在早产儿中,肾皮质回声高于肝和脾。

3. 婴儿的髓质锥体较大且更明显。可能被误认为是多发性囊肿或扩张的肾盏。然而,正常的锥体排列在肾窦周围,呈特征性排列,因此可以与囊肿区分开来(图 7.20)。

4. 皮质髓质差异(CMD)更大,可能是因为体脂更少。

梨状腹综合征(Eagle-Barrett 综合征)

先天性腹部肌肉组织发育不良或缺失。低张力、扩张、纡曲的输尿管。

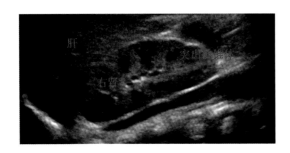

图 7.20　正常婴儿肾脏

膀胱扩张。

脐尿管未闭。

双侧隐睾。

伴有肺发育不全可能导致 Potter 综合征和死亡。

巨膀胱-细小结肠旋转不良-肠蠕动不良综合征

膀胱增大,肾盂积水,输尿管积水伴细小结肠,旋转不良,肠蠕动减弱至消失。

肠外翻

耻骨相距较远,暴露膀胱和尿道黏膜。

正常的肾脏和输尿管。

脐尿管异常

脐尿管是一种管状结构,从脐延伸到膀胱。它通常在出生时闭合,在膀胱的前上方有的人可见一个残余的低回声肿块。

如果保持开放,尿液可能会从脐部漏出。

如果部分脐尿管闭合,未闭部分可能形成脐尿管囊肿,从而可能感染。

如果脐尿管的近端部分保持开放,则从膀胱顶部形成憩室样结构。

Wilms 瘤(肾母细胞瘤)

儿童最常见的腹部恶性肿瘤。

发生在儿童 2－5 岁年龄组。

起源于肾。

边界较清晰的间质肿瘤,伴有局灶性出血和坏死,导致肾结构变形和集合系统移位。

神经母细胞瘤

儿童第二常见的腹部肿瘤。

2 个月－2 岁年龄组。

起源于肾上腺或交感神经链(肾外)。

界限不清,不均质性肿瘤,伴有钙化、肾受压移位,但肾结构不变形。

包裹血管结构,但不侵犯血管。

使主动脉抬高、离开脊柱。

通常越过中线。

早期广泛传播,大多数患者出现转移。

中胚层肾瘤(胎儿肾错构瘤与先天性肾母细胞瘤)

最常见的新生儿肿瘤,发生在出生后的最初几个月。

良性,但随着局部侵袭而扩散。

肾内实质肿瘤,有局灶性出血和坏死。

横纹肌肉瘤(葡萄状肉瘤)

累及膀胱基底部。

葡萄串样外观(坏死和出血引起的无回声结构)。

常见于男性。

表现为膀胱出口梗阻。

8 肾上腺

引言

位于腹部肾上区最小成对器官。

正常无内分泌功能异常的成人单侧重约 4g。

虽然 CT 是一种更好的成像方式,但超声也有所帮助,这取决于操作者经验、患者的体型和设备类型。

在新生儿期,正常的肾上腺体积相对较大,肾周脂肪较少,因此可以很容易地看到。

V 形、Y 形、Z 形。

长条状结构平躺(肾发育不全患者的躺卧征)。

病理

感染性疾病

肺结核和组织胞浆菌病——双侧,弥漫性肿大,回声不均匀伴钙化。

HIV 阳性患者表现为不均匀低回声肿块,可能含有气体。

肾上腺脓肿——常见于新生儿。

肿瘤性病变

腺瘤

超声表现:

* 肾上腺区实性、小、圆形、边界清晰的病变(图 8.1)。
* 在旁矢状面上,如果右上腹腹膜后脂肪组织后移:则为肝或肝下肿块。

向前移位:肾和肾上腺肿块。

建议 CT 和 MRI 扫描进一步评估。

髓样脂肪瘤

偶然发现。

超声表现,显示为肾上腺区的高回声肿块。

如果很小,则很难与邻近的腹膜后高回声脂肪鉴别。

CT 扫描对发现含脂肪的病变很敏感。

嗜铬细胞瘤

儿茶酚胺分泌过多,会导致高血压发作、严重头痛、心悸和过度出汗。

仅有 10% 为双侧的、恶性的、肾上腺外的、家族性的,见于儿童,与高血压无关,伴有钙化。

测量 24h 尿儿茶酚胺、香草扁桃酸(vanillylmandelic acid,VMA)和总 3-甲氧基肾上腺素水平。

超声表现,有出血和坏死区域的大的均质/不均质肿块。

^{131}I-MIBG 闪烁扫描更敏感。

其他良性肿瘤包括神经节瘤、血管瘤等。

肾上腺转移瘤

淋巴瘤:分散性/聚集性低回声肿块。

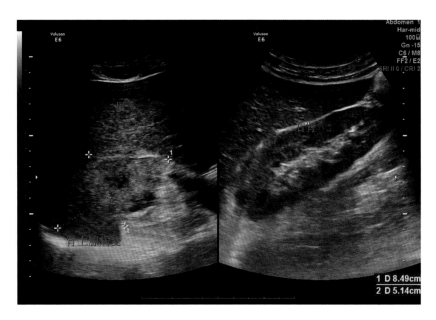

图 8.1　右肾上腺区清晰的不均质病变

肉瘤

　　所有这些都很难在超声上区分。

其他

肾上腺囊肿

　　壁光滑,边界清晰的无回声的囊性病变。

　　囊壁钙化可见于假性囊肿和寄生虫性肾上腺囊肿(棘球蚴性)。

肾上腺出血

　　与严重的应激有关,如败血症、烧伤、创伤和低血压。

　　血液系统异常的患者。

　　接受抗凝治疗的患者(在开始治疗的前3周内)。

　　创伤后。

　　通常在出生后第 2~7 天出现。

　　表现为腹部肿块和高胆红素血症。

　　超声上显示肾上肿块,回声多变(急性期有回声,血肿液化后可呈无回声)。

　　通常发生在肾上腺髓质。

　　随着时间的推移而消退,通常不需要干预。

Wolman 病

　　脂质沉积病。

　　肾上腺肿大伴弥漫性点状钙化。

　　肝脾肿大。

9 主动脉和下腔静脉

引言

主动脉通过膈肌的主动脉裂孔进入腹部，紧靠 T_{12} 椎体前方。

在椎体前部和稍微偏左下行。

超声可见主要分支。

腹腔动脉、肠系膜上动脉（SMA）、成对肾动脉和髂总动脉（图9.1）。

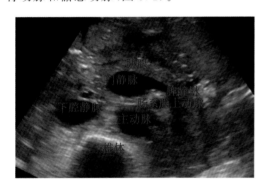

图9.1 肠系膜上动脉起始部的血管解剖

主动脉分支

1. 膈下动脉
2. 腹腔动脉
3. 肾上腺动脉
4. 肠系膜上动脉
5. 肾动脉
6. 性腺动脉
7. 肠系膜下动脉
8. 骶正中动脉
9. 髂总动脉

腹腔动脉呈海鸥征并分为（图9.2）

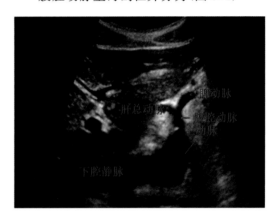

图9.2 腹腔动脉海鸥征的起始段和分支

1. 胃左动脉 供应胃小弯。
2. 脾动脉 供应胃大弯、脾和胰腺。
3. 肝总动脉 分为胃动脉、肝动脉和胃十二指肠动脉。

肠系膜上动脉供应大部分小肠、升结肠和部分横结肠。

肠系膜下动脉供应部分横结肠、降结肠和直肠。

超声检查的适应证

1. 搏动性腹部肿块
2. 腹部疼痛
3. 腹部杂音
4. 下肢动脉系统血流动力学损害

正常主动脉测量

腹主动脉从头部到足侧逐渐变细，男性

的直径小于 2.3cm，女性的直径小于 1.9cm。上限随年龄而变化，70－80 岁年龄组的上限最高增加了 25％～30％。

动脉粥样硬化性疾病

斑块回声导致管壁不规则和血管管腔狭窄。

常见于老年人和男性。

与吸烟、糖尿病、高血压和血脂异常有关。

如果存在明显的下肢疼痛，则应通过多普勒对整个肢体进行评估。

在大动脉炎中也可以看到血管管腔向心

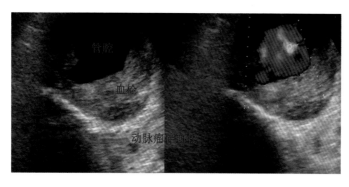

假性动脉瘤。

95％的动脉瘤位于肾动脉水平下方。

并发症包括破裂、血栓形成、内膜分离、栓塞和感染。

假性动脉瘤

血管壁破裂，血液通过血管壁裂口流出并被外膜包裹。在多普勒上，湍流前向和逆向流动被视为阴阳征。脉冲多普勒可观察到往复的波形。

下腔静脉

将血液从下肢、盆腔和腹部回流至右心房的大静脉。

由 L_5 椎体前面由成对的髂总静脉汇合

性狭窄。

扩张

主动脉的左右径和前后径都增加，导致扭曲。

动脉瘤

主动脉局部或广泛（＞3cm）扩张（图9.3）。

真性动脉瘤：由三层主动脉（内膜、中膜和外膜）构成。

图 9.3　有中等回声血栓的巨大主动脉瘤

而成。

超声显示的主要分支为肝静脉、肾静脉和髂总静脉。

有右侧心力衰竭和血容量过多时，轻度扩张。

分支（从下到上）
1. 髂总静脉
2. 腰静脉
3. 右性腺静脉
4. 肾静脉
5. 右肾上腺静脉
6. 肝静脉
7. 膈下静脉

左性腺静脉流入左肾静脉。

血栓形成：血栓的回声高低取决于其形成时间。彩色多普勒很有用。对于 HCC 和 RCC 患者，应检查下腔静脉是否有栓子。

下腔静脉壁平滑肌肉瘤是静脉系统中最常见的肿瘤。

卵巢静脉血栓形成：常见于产后病例，并与子宫内膜炎和手术相关。超声检查可见卵巢静脉扩张伴血栓回声。通常发生在右侧。

注意事项

下腔静脉与主动脉的鉴别：

- 下腔静脉在吸气时收缩，在呼气时扩张。
- 与主动脉相比，下腔静脉的横切面为扁平或椭圆形，主动脉为圆形。
- 下腔静脉内径与右心房压力成正比。
- 下腔静脉内径随着吸气而减小。

高血容量显示下腔静脉内径在吸气时变化不大。

低血容量显示下腔静脉在吸气时明显改变和塌陷。

引言

盆腔超声成像需要膀胱充盈,因为膀胱中的液体有助于声波的传播,从而更好地显示子宫和卵巢。

子宫

青春期前:倒梨形。子宫体比宫颈小。

子宫内膜不可见。

大小为(2～3.5)cm×(0.5～1.0)cm(长×高)。

青春期后:未生育,梨形。

大小为(4.5～9.0)cm×(1.5～3.0)cm×(4.5～5.5)cm(长×高×宽)。

子宫大小随胎次增加1～1.2cm,子宫体呈圆形(表10.1)。

子宫内膜的形态随月经周期的变化而变化。

宫颈前后径不应超过宫体前后径。

表 10.1　显示女性不同阶段的子宫大小

子宫	子宫长度	宫体:宫颈	子宫内膜
新生儿	3.5cm	1:2	明亮的子宫内膜带(由于母体激素刺激)
青春期前	2.5～3.5cm	1:1	未见子宫内膜带
青春期后	5～8cm	3:1	子宫内膜随月经周期性变化

绝经后:子宫较小,因内膜不易显示,整体回声均匀。

- 子宫壁肌层低回声。
- 后穹隆(陶氏腔,pouch of Douglas, POD)在直肠和阴道之间,位于腹膜腔后下方最低点。
- 附件包括卵巢、输卵管、韧带和血管。

前倾:宫颈和阴道形成90°角(图10.1)。

前屈:子宫体通常折返至宫颈前方(270°)。

后倾:子宫向后方倾斜靠近脊柱。

导致子宫内膜显示不清晰。

阔韧带导致附件看上去更大。

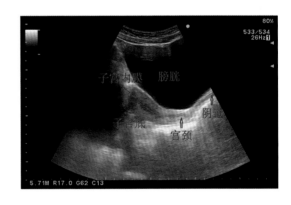

图 10.1　子宫、宫颈和阴道的正常回声结构

宫底回声衰减,看上去像宫底肌瘤。

未见轮廓异常及子宫内膜移位,与子宫肌瘤不同。阴式超声较好。

后屈:宫底指向后方。宫颈位于探头和宫体之间。

子宫颈

位于宫体和阴道之间。

纳氏囊肿:宫颈内的囊肿,表现为宫颈内腺体扩张或阻塞。临床上不重要。单个囊肿

有时像低位植入的妊娠囊(图 10.2)。

宫颈肥大:宫颈前后径＞3.0cm。回声不均、有白带病史,需要进行巴氏涂片评估和随访。

可能是由宫颈炎、肌瘤和恶性肿瘤引起。

阴道

管状结构,低回声壁环绕阴道黏膜表面的中央高回声。

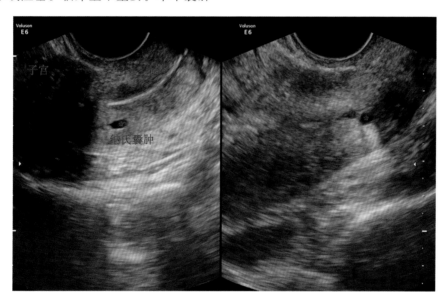

图 10.2 子宫颈多个纳氏囊肿

卵巢

双侧椭圆形,实质均匀,位于子宫旁,有多个清晰的无回声卵泡(图 10.3)。

卵巢体积——(长×宽×高)×0.53(表 10.2)。

绝经后 1 ~ 6cm³(＞8cm³ 是不正常的)——卵巢较小,难以识别。有时为高回声,无卵泡,与周围组织相似。

在一些女性中,卵巢体积可以达到 14 ~ 18cm³,也可能是正常的。在诊断多囊卵巢

疾病(PCOD)之前,检查卵泡和间质的排列情况(表 10.3)。

表 10.2 不同年龄段女性的卵巢体积

＜5-6 岁	＜1cm³
6-11 岁	1.0~2.5cm³
＞11 岁	最高可达 10cm³

子宫内膜

月经前:高回声。

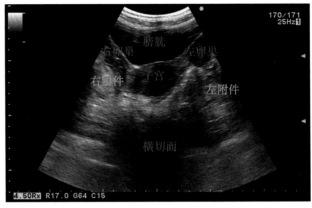

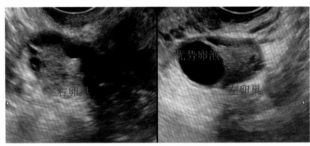

图 10.3　附件中的双侧卵巢,正常卵巢显示多个卵泡和优势卵泡

表 10.3　月经周期不同阶段卵巢的不同表现

月经周期天数	表现
5～7d	卵巢内有多个小的无回声卵泡。
8～12d	可以识别出一个优势卵泡,其大小可增加至 16～28mm。
排卵前 24h	可见卵丘。
排卵期	卵泡破裂,将卵子排入输卵管。残余的卵泡被称为黄体,它产生雌激素和黄体酮,为受精后的卵子植入做准备。
	卵泡缩小,可能充满碎片回声。
	可能会在之后的 4～5d 内仍然充满囊液,体积增加至 $2～5cm^3$。
	血体——卵泡内发生出血。
	白体——如果没有怀孕,黄体退化。

月经后:细的低回声线(表 10.4 和图 10.4)。

绝经后[没有接受激素替代疗法(HRT)]通常小于 4mm 或最大 8mm。

关于激素替代疗法

序贯激素替代疗法:每月一次的停药出血和周期性子宫内膜增厚。在周期中段 8～15mm。

连续激素替代疗法:无周期性子宫内膜改变,最大厚度为 8mm。

异常子宫出血

病因

1. 通过尿妊娠试验(UPT)排除妊娠。

表 10.4　月经周期不同阶段子宫内膜的表现

周期日期	阶段	厚度	表现
1～4d	月经期	1～4mm	薄而不连续的内膜回声,阴道内少量液体
5～14d	增殖期	4～8mm	内膜回声周围可见薄的低回声(暗)带
	围排卵期	6～10mm	三层结构,低回声内膜和两侧薄的高回声线
15～28d	分泌期	8～16mm	厚的、高回声的子宫内膜

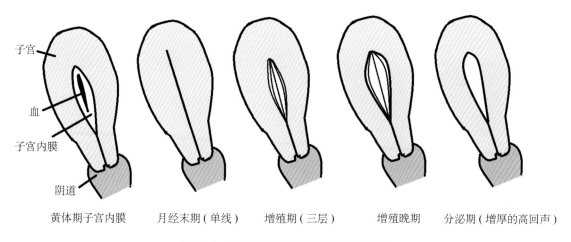

黄体期子宫内膜　　月经末期(单线)　　增殖期(三层)　　增殖晚期　　分泌期(增厚的高回声)

图 10.4　子宫内膜随月经周期的不同表现

2. 功能失调/无排卵性子宫出血(DUB)是最常见的原因(称为激素失衡)。

3. 器质性病变:黏膜下肌瘤、息肉、增生和恶性肿瘤。

子宫内膜病理

绝经后患者:

- 子宫内膜回声薄而清晰,<4～5mm,阴性预测值高。
- 子宫内膜积液,液体周围是薄层子宫内膜,无功能的萎缩子宫内膜(继发于宫颈狭窄)。
- 子宫内膜积液——液体周围的子宫内膜组织厚且不规则,提示子宫内膜增生。

具有非典型性。建议进行盐水灌注子宫超声造影。

- 息肉——寻找滋养血管。
- 黏膜下肌瘤。

他莫昔芬用于乳腺癌,由腺囊萎缩引起的微囊性改变(图 10.5)。

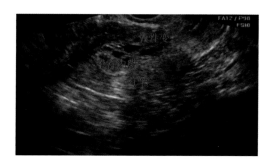

图 10.5　口服他莫昔芬的乳腺癌患者子宫内膜增厚并伴有囊性改变

子宫内膜息肉

子宫内膜腺体和间质的局限性过度生长:

- 附着。
- 有蒂。

三种类型：

增生性：类似于子宫内膜腺体增生。

萎缩性：萎缩腺体呈囊性扩张。

功能性：子宫内膜周期性改变。

可见滋养血管（蒂部）进入子宫内膜。

常见于围绝经期和绝经后女性。

超声成像——腔内等回声/高回声肿块，周围有液体（图 10.6）。

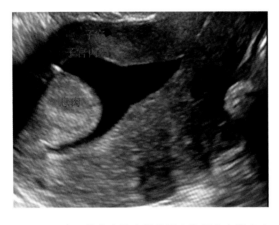

图 10.6   生理盐水宫腔声学造影中的子宫内膜息肉

鉴别诊断：黏膜下肌瘤——基底部宽，轮廓不规则。

可以看到被覆子宫内膜的正常结构。

宫腔声学造影是诊断性的，经阴道超声通过导管将 5ml 生理盐水注入子宫内膜腔。

子宫内膜增生

子宫内膜腺体过度增生。

增厚是少血供的，区别于高血供的恶性肿瘤（图 10.7）。

由于无对抗性的雌激素刺激（无排卵、状态、肥胖、他莫昔芬治疗）。

体征和症状——绝经后出血。

单纯型：囊性→腺体囊性扩张，细胞间质丰富。

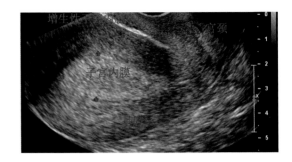

图 10.7   增厚的增生性子宫内膜

复杂型：腺瘤样——腺体数量多，间质稀少。

有症状的绝经后女性，子宫内膜＞5mm→异常

无症状的绝经后女性，子宫内膜＞5～8mm→异常

在绝经前，是不正常的，如：

增殖期＞8mm。

分泌期＞16mm。

子宫内膜粘连：Asherman 综合征——由于创伤、感染和炎症引起的。

子宫内膜内不规则、桥状低回声带（最常见于分泌期）。

子宫内膜癌

绝经后的女性阴道出血。超声显示子宫内膜不规则增厚，血流增多，与子宫肌层界限不清，结合患者病史和年龄很重要（图 10.8）。

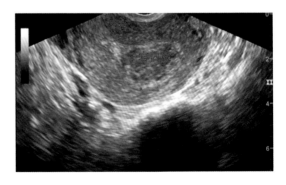

图 10.8   增厚的不均质性子宫内膜

活检证实。

月经过多

原因:

1. 肌瘤

2. 子宫腺肌病

3. 动静脉畸形(AVMs)

4. 产后/刮宫术后(D&C)

5. 宫内节育器

肌瘤(平滑肌瘤)

生育期最常见的妇科疾病。

通常为良性,起源于肌层,主要由平滑肌纤维和结缔组织构成。

雌激素依赖性。通常在怀孕期间增大,在绝经后减小。

体征和症状

可能没有临床症状。可能表现为疼痛、异常出血(月经过多)和对邻近盆腔器官的压迫产生影响。

超声表现

1. 子宫增大,子宫轮廓变形。

2. 外缘有假包膜。

3. 回声杂乱。

4. 可能是多个。

5. 由于血供不足,可能发生玻璃样、囊性、黏液样和钙化等变性。

类型

1. 肌壁间 最常见,见于前/后肌层(图10.9)。

2. 黏膜下 宽基底的低回声肿块,上覆一层子宫内膜高回声,导致变形的子宫内膜复合体。最重要的鉴别诊断是子宫内膜息肉,彩色多普勒显示其滋养血管。

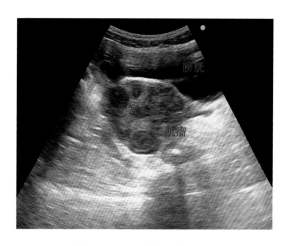

图 10.9 多发小肌壁间肌瘤

3. 浆膜下 有蒂,主要在子宫外,像附件的病变,如果较大,可能对邻近器官产生压迫。

可能发生红色/肉质变性——患者因出血性梗死而出现急性腹痛,主要见于妊娠期。

磁共振成像可以诊断出异常的信号强度。

其他鉴别诊断

脂肪瘤/脂肪平滑肌瘤——中央高回声,边缘低回声。

妊娠期局灶性子宫肌层收缩。

局灶性子宫腺肌症。

畸胎瘤。

肉瘤(恶性)(图10.10)。

阔韧带纤维瘤

可能表现为盆腔疼痛和邻近器官受压。

子宫外肌瘤,表现为实性、低回声(或混杂回声)、边界清晰的附件区肿块,与子宫和卵巢分离。如果有蒂,则可能发生扭转。

鉴别诊断实性附件区肿瘤,浆膜下肌瘤向阔韧带突出。

有时,外生性带蒂浆膜下肌瘤的血液供应不仅仅来自子宫,而且从附着在其上的结构(如大网膜)获得新的血液供应。被称为寄

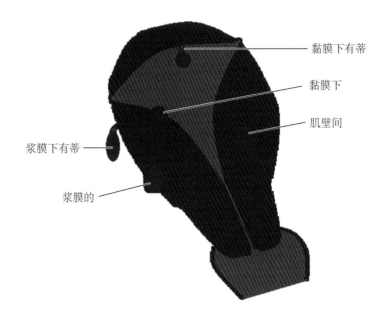

黏膜下有蒂

黏膜下

肌壁间

浆膜下有蒂

浆膜的

图 10.10　各种类型的肌瘤

生性肌瘤,当观察到肿块与子宫和卵巢分离时,这被认为是区别于附件区病变的独特之处。

弥漫性平滑肌瘤病

罕见的个例,受累的子宫肌层内有无数小肌瘤弥漫性分布,导致子宫对称增大。

微小肌瘤:有时出现很小的肌瘤,不改变子宫轮廓,阴式超声上观察效果最好。可能无症状,也可能出现月经过多。

子宫腺肌病

定义为子宫肌层的异位子宫内膜组织。

经产妇比未生育和绝经后女性更常见。

体征和症状——子宫压痛、痛经、月经过多。

经腹超声

子宫呈球形增大,无局灶性肿块,主要累及子宫后壁肌层。

经阴道超声

- 后壁肌层不均质低回声,伴有高回声病灶。
- 杂乱的子宫内膜,子宫内膜和子宫肌层之间界限不清。
- 子宫肌层不对称增厚。
- 微小的子宫内膜下和子宫肌层囊肿<5mm。
- 平滑的外部轮廓。
- 浆膜或子宫内膜无钙化和占位效应。

60%的患者可能同时存在肌瘤和子宫腺肌病。

局灶性子宫腺肌病:通常是一种界限不清的肌层增厚区域,表现为边缘模糊、有囊性间隙的不均质局灶性病变。鉴别诊断包括肌瘤。

动静脉畸形(血管缠结)

纡曲的囊性区域,多普勒显示充满血流。

产后/护理

<3d 时,可在宫腔内看到积液和软组织。

约 7d,可见残余气体。

如果持续出血,则寻找妊娠残留组织(RPOC)。

妊娠子宫在 1~2 周内迅速缩小,在 6~8 周内恢复正常。

产后超声成像应用

1. 妊娠残留组织——分娩、剖宫产和药物流产后子宫内膜内可见不均质回声病变伴丰富血流(图 10.11)。

2. 分娩后持续出血、疼痛和阴道分泌物。

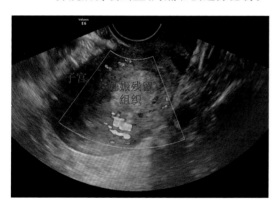

图 10.11　剖宫产术后的妊娠残留组织

其他

盆腔炎

阶段:

1. 子宫内膜炎——子宫内膜厚且回声不均,宫腔内有积液。

2. 输卵管炎。

3. 输卵管卵巢脓肿——双侧输卵管积脓。

Fitz-Hugh-Curtis 综合征——盆腔炎(pelvic inflammatory disease,PID)合并肝周围炎;肝包膜炎症引起疼痛。

超声表现:

• 陶氏腔积液。

• 宫腔内积液。

• 输卵管积水/输卵管卵巢脓肿(TOA)(图 10.12)。

• 轻度子宫增大。

弓状动脉钙化

正常弓状血管为低回声管状结构,多普勒显示彩色血流。

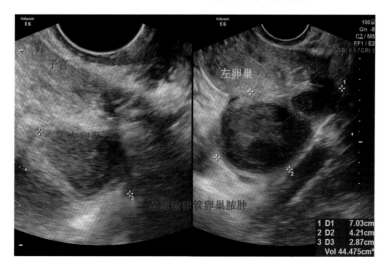

图 10.12　左侧输卵管卵巢脓肿伴碎片回声

钙化表现为子宫肌层周围的不对称强回声灶,伴有声影。

见于糖尿病、动脉粥样硬化、高血压和慢性肾功能衰竭患者。

盆腔淤血综合征

表现:慢性非周期性疼痛,站立、坐姿和月经期疼痛加重。

- 性交困难。
- 全身无力,腹部压痛。
- 膀胱和肠道不适。
- 痔疮和静脉曲张。

超声表现:扩张的卵巢静脉>4mm 扩张的、纡曲的肌层弓形静脉可延伸至盆腔。

子宫阴道积血

由于下生殖道(宫颈/阴道)阻塞/闭锁而引起的子宫、宫颈和阴道(月经血不能通过)积血扩张。

病因

先天性:处女膜闭锁、阴道横隔和阴道发育不良。

后天获得:子宫颈狭窄、宫内粘连、子宫内膜癌和宫颈癌。

鉴别诊断子宫积脓:子宫内充满脓液。

阴道囊肿

Gartner 导管囊肿:位于阴道近端前外侧壁。位于耻骨联合或耻骨联合以上。

前庭大腺囊肿:通常为单房囊肿,位于阴道后部,耻骨联合水平或其以下。如果感染,可能会发展成脓肿。

盆腔囊性包块

1. 生理性　卵泡、黄体囊肿。

2. 出血性囊肿

3. 单纯性卵巢囊肿

4. 多囊卵巢病(PCOD)

5. 输卵管积水

6. 囊腺瘤(浆液性或黏液性)

7. 卵巢冠囊肿

8. 腹膜包涵囊肿

9. 子宫内膜异位囊肿

10. 卵泡膜黄素囊肿

卵泡囊肿/功能性囊肿

发生于卵泡无排卵时。

通常发生在育龄女性身上。

单房无回声囊肿,薄壁,伴后方回声增强(图 10.13a)。

大小为 3~5cm。

可自行消退。

建议在月经周期的第 1 周和 6 周后进行随访。

黄体囊肿

排卵后由优势卵泡形成(通常为单侧)。

卵泡壁血管化,增厚,部分塌陷(黄体化)。

可引起围排卵期疼痛。

容易出血和破裂。

如果卵子受精→怀孕的黄体囊肿在 8~10 周达到最大值→在 12~16 周内消退。

超声表现为厚壁囊性病变,伴有内部回声(由于出血)。

彩色多普勒显示环状血流。

卵泡膜黄素囊肿(图10.13b)

多发大囊肿通常伴有高 hCG 水平(在妊娠滋养细胞疾病和因不孕而服用外源性 hCG 的患者中)。

多房,双侧大囊肿。

可能发生出血、破裂或扭转。

出血性囊肿(图10.13c)

囊肿具有细线性回声(纤维蛋白)、异常回声、液-液平面(鱼网样外观)。

附壁可见凝血块(无血流)(鉴别诊断局灶性附壁结节)。

建议在4～6周后随访,最好在月经周期的第1周。

通常会自行消退。

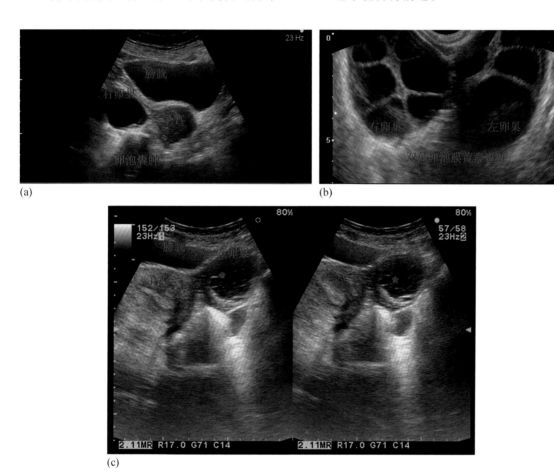

图10.13 (a)生理性卵泡囊肿;(b)双侧卵泡膜黄素囊肿;(c)细线性回声的囊肿

多囊卵巢病(Stein-Leventhal综合征)

双侧卵巢增大,有多个小无回声卵泡,髓质回声增强(珍珠串/项链状外观)(图10.14)。

表现为少经/闭经、多毛、肥胖或不孕。

高水平的LH/FSH和雄激素。

输卵管积水

输卵管远端阻塞引起输卵管扩张,内充满积液。

管状、细长的卵巢外结构,有不完全分隔,可发生折叠。

没有蠕动,易与肠管区分。如果因脓液

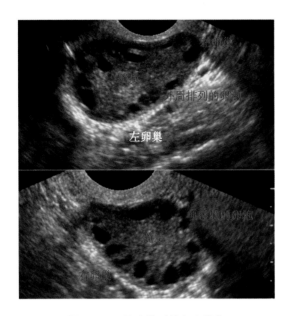

图 10.14　周边排列的多个卵泡

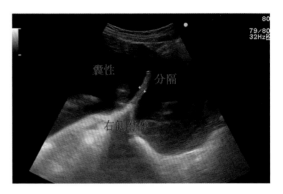

图 10.15　右侧附件多房、有分隔的囊性病变

或血液(低回声)而肿大,则分别称为输卵管积脓或输卵管积血。

卵巢冠囊肿

与卵巢相邻且分离的无回声囊肿。

在整个月经周期中大小保持不变。

通常见于 30—40 岁年龄组。

囊腺瘤(图 10.15)

浆液性囊腺瘤

40—50 岁。

大的(可达 10cm),薄壁单房囊性肿块,有薄分隔和乳头状突起。

黏液性囊腺瘤

30—50 岁。

大的(可达 15～30cm),多房,有多个间隔,内呈低回声。

由于液体的化学成分不同而表现出复杂的回声。

乳头状突起较少出现。

破裂可能导致黏液蛋白分泌细胞在腹膜内播散(腹膜假性黏液瘤)(图 10.16)。

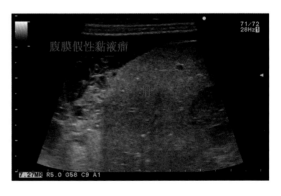

图 10.16　黏液瘤破裂后的腹膜假性黏液瘤

输卵管卵巢积脓

多房、复杂的厚壁肿块,边界不规则,内伴分隔。

存在游离液体。

通常由于累及子宫内膜和输卵管的上行感染。

需要随访以评估对抗生素治疗的反应。

子宫内膜异位症(图 10.17)

子宫外的子宫内膜植入。

最常见的部位是卵巢(80%)、子宫骶韧

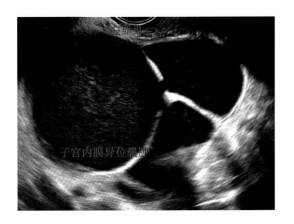

图 10.17 均质低回声囊性病变

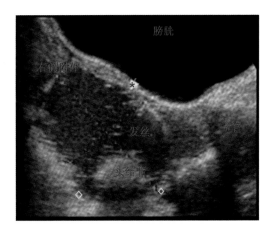

图 10.18 复杂囊性病变伴高回声结节和纤维蛋白细线

带、陶氏腔、子宫下段后壁、输卵管、直肠阴道隔和乙状结肠。

30%～50%的病例为双侧。

生育年龄组的女性受影响最大。

表现为慢性盆底疼痛、腰痛、不规则出血、痛经、不孕症等。

超声显示为边界清晰的囊性肿块,均质低回声。

反复出血可导致囊壁不规则和形成附壁结节回声。

液-液平面或液-碎屑平面代表出血。

如果看到附壁高回声病灶,代表局灶性胆固醇沉积。

皮样囊肿/成熟囊性畸胎瘤(图10.18)

包含所有三个胚层。

多见于育龄女性。

超声显示为复杂的囊性肿块,伴有附壁实性成分(头结节或皮样塞)。

可能含有毛发、牙齿或脂肪,呈强回声,伴声影。

皮脂导致肿块内的高回声。

(皮样网或星花征)→肿块内的线和点状高回声。

可存在特有的脂-液平面或毛发-液平面。

腹膜包涵囊肿

通常见于绝经前女性。

与创伤、腹部手术、子宫内膜异位症和盆腔炎相关。

正常腹膜吸收卵巢产生的液体。

吸收液体的能力丧失(由于炎症/粘连)→粘连内液体积聚→卵巢受到累及→大的囊性、多分隔的附件肿块,完整的卵巢位于囊肿中央或囊壁内。

卵巢扭转

剧痛。

游离液体。

卵巢增大、水肿、回声不均,伴有小卵泡。

在严重病例中,静脉血流受阻,随后动脉血流受阻,因为卵巢有双重血液供应。

其他

1. 盆腔内的肠道有时像囊性病变。几分钟或几小时后复查扫描将解决这个问题。

2. 条索状卵巢——在卵巢预期位置可见无卵泡的小条索状纤维组织。可见于

Turner 综合征(XO,性腺发育不全)。

盆腔恶性病变

子宫内膜癌

危险因素:长期的雌激素刺激(口服避孕药、绝经后 HRT、他莫昔芬治疗)、未产妇、肥胖和糖尿病。

年龄:>50 岁。

临床表现:绝经后出血、分泌物。

超声表现

增厚的子宫内膜。

绝经后女性>5mm(在接受雌激素治疗的女性>7mm)。

有症状的绝经前女性>15mm。

被侵犯的子宫内膜形态不规则。

如果肿瘤较大,则子宫增大、变形。

检查是否有淋巴结肿大,是否累及宫颈和阴道,以及是否累及子宫旁组织。

宫颈癌(主要是鳞状细胞癌)

危险因素:初次性交年龄过小,多个性伴侣,性传播人乳头瘤病毒(HPV)感染。

临床表现:有恶臭的白色分泌物、阴道出血和盆腔疼痛。

超声表现

- 不明确、不均匀中等回声(不易识别)的病变,导致宫颈肥大(图 10.19)。
- 当肿瘤较大伴坏死时,肿瘤呈低回声,易于识别。
- 存在宫腔积液/宫腔积脓是宫颈管阻塞的表现。
- 可能累及阴道、子宫旁组织、膀胱和直肠。
- 可能导致髂窝和腹膜后淋巴结肿大及远处转移。
- 可能导致肾积水。对于宫颈癌患者的

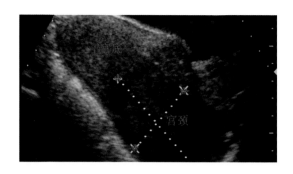

图 10.19　不均质肿大的宫颈,随后证实为癌

肾脏应常规进行检查。

放疗后:肿瘤和子宫缩小。水肿/坏死可能类似残余肿瘤。超声和巴氏涂片随访至少 5 年。

复发:阴道穹隆和淋巴结是常见的复发部位。

CT/MRI 扫描以更好地描述病变。

阴道癌

通常累及阴道的上 1/3。

扩散至膀胱和直肠,并伴有盆腔淋巴结肿大。

血源性转移。

子宫肉瘤

与接受盆腔放疗有关。

可见坏死、出血、肌层浸润和腹膜沉积物。

通常发现时已经很大。

儿童子宫、宫颈和阴道横纹肌肉瘤。

阴道透明细胞腺癌——与接触已烯雌酚(DES)有关。

阴道内可见多囊性增大的肿块。

卵巢肿瘤

根据其细胞来源分为 4 种类型:

1. 上皮细胞——60%~70%

浆液性囊腺癌(B/L)。

黏液性囊腺癌(U/L)。

子宫内膜样癌(B/L)。

Brenner 肿瘤(B/L)。

透明细胞癌(U/L)——预后较好。

2. 生殖细胞肿瘤(GCT)——15%～20%

良性囊性畸胎瘤—皮样囊肿。

恶性 GCT—无性细胞瘤。

未成熟畸胎瘤(AFP 和 hCG 正常)。

胚胎性肿瘤(高 AFP 和 hCG)。

卵巢内胚窦瘤(高 AFP)——快速生长,早期转移。

绒毛膜癌(高 hCG)。

3. 性索间质瘤——5%～10%

纤维瘤。

卵泡膜瘤。

阿伦母细胞瘤(Arrhenoblastomas)(支持细胞/间质细胞肿瘤)。

颗粒细胞瘤。

4. 转移瘤

卵巢恶性肿瘤

80%发生在 50 岁以上的女性。

临床表现:疼痛、腹胀、阴道出血、膀胱和肠道功能障碍。

危险因素:癌症家族史、BRCA 1/2 基因突变。

未产妇。

用促排卵药治疗。

预防:多胎、母乳喂养、使用口服避孕药。

良性病变特征

大小<5cm,壁薄,间隔薄,无彩色血流。

高阻力指数。

恶性肿瘤的特征(图 10.20)

不均质低回声,复杂囊性病变。

壁厚而不规则。

结节状分隔厚(>3mm)。

大小>7cm,实性附壁结节或乳头状突出物。

边界不清。

肠襻粘连。

腹水。

腹膜结节和大网膜增厚,有转移。

淋巴结肿大。

多普勒表现:

中央型血管分布。

高阻力血流 RI<0.4。

浆液性囊腺癌

60%～80%的病例。

囊性,有分隔的病变,内部有实性部分,壁增厚。

60%～70%是双侧。

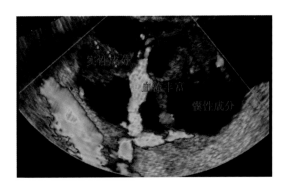

图 10.20 有分隔的囊性病变,有实性成分,血流丰富

黏液性囊腺癌

囊性肿块,多房,厚间隔,由于黏蛋白含量高,而产生内部回声(回声多变现象:各房内回声不同)。

可伴有分隔状腹水和淋巴结肿大。

腹膜假性黏液瘤是由于黏蛋白细胞在腹腔内扩散,导致整个腹腔内出现凝胶状沉积物。

肝、脾和肠表面呈扇形凹陷。

5%～10%是双侧的。

子宫内膜样癌

通常与子宫内膜增生和子宫内膜异位症有关。

恶性生殖细胞肿瘤

见于年轻女性（20－30岁）。

U/L，实性，边界清晰，有囊性/坏死/出血区域。

与高水平 hCG、AFP 和 CA-125 相关的大的实性肿瘤。

转移瘤（Krukenberg 肿瘤）

常见原发部位为胃、结肠和乳腺。

Krukenberg 肿瘤组织学特点为分泌黏液印戒细胞，内含肉瘤性间质，通常起源于胃癌。

双侧，大的，分叶状的，复杂的囊实混合性病变，伴有腹水，腹膜结节和网膜沉积物。

Meig 综合征

三要素：

纤维瘤（卵巢）。

缓慢增长的腹水。

良性胸腔积液。

性索间质瘤

产生雌激素。

表现为青春期前女孩的性早熟，绝经后女性的月经恢复。

交界性恶性肿瘤预后较好，局部复发和转移的风险较低。

分类

良性肿瘤

囊性

浆液性囊腺瘤。

黏液性囊腺瘤。

皮样囊肿。

实性

Brenner 肿瘤。

卵泡膜瘤。

纤维瘤。

滋养细胞肿瘤。

恶性肿瘤

囊性

浆液性囊腺癌。

黏液性囊腺癌。

子宫内膜样癌。

实性

无性细胞瘤——最常见。

内胚窦瘤（卵黄囊瘤）。

子宫内膜样颗粒细胞瘤。

转移瘤。

11 前列腺

引言

1g 前列腺组织相当于 1ml 的体积；因此，体积可以转换为重量。

前列腺：栗子状，均匀、低回声的腺体，12岁前体积小于 5ml。

精囊：成对的低回声结构，头端连接至前列腺基底部；通常前后径约 1cm。

分区解剖

前列腺尿道周围有 4 个腺体区：

1. 周围区（peripheral zone，PZ） 70%。是大多数前列腺癌的发病部位。

2. 移行区（transitional zone，TZ） 5%。为良性前列腺增生（benign prostatic hyperplasia，BPH）的发生部位。

3. 中央区（central zone，CZ） 25%。相对不易发生病变。只有 5% 的癌症是从这里开始的。

4. 尿道周围区域 1% 内。前列腺括约肌。

超声上，很难在正常前列腺中识别出这些区域，并且只有两个区域可被识别出来。

外腺：外周（PZ+CZ）

内腺：（TZ+前纤维肌间质+尿道内括约肌）

外腺和内腺由一个外科包膜隔开。

神经血管束位于前列腺两侧的后外侧，是肿瘤扩散的首选途径。

淀粉样小体，显示为高回声病灶，沿着外科包膜和尿道周围腺体（扩张的前列腺管中的蛋白质碎片）逐渐形成。

测量（图 11.1）

最大横径（T）：从右到左。

前后径（AP）：从中线处高点到直肠前方。

长径（L）：头侧到足侧的最大长度。

体积由以下公式计算：

V＝1.57（T×AP×L）。

体积测量的重复性不佳，误差在±10%范围内。

正常的前列腺体积约为 25ml。

精囊（图 11.2）

男性生殖系统成对的附属性腺，位于前列腺的后上方。

精囊炎，可能会因发炎导致回声不均。

经直肠超声检查

能够更好地实时显示前列腺。

良性导管扩张

无临床意义的正常变异。

周围前列腺导管萎缩和扩张。放射状低回声导管。

粗心的医生可能会误认为是前列腺癌。

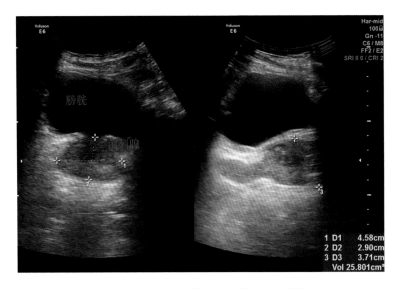

图 11.1 纵切面和横切面上的前列腺测量

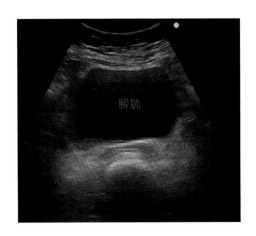

图 11.2 正常的成对精囊

良性前列腺增生

年轻患者的前列腺重量<20g。

在老年男性中,根据症状,>25~30g 被认为增大。

超声表现:

- 腺体增大,回声不均匀,呈结节状(图11.3)。
- 可见退行性囊肿。
- 残余尿量增加。

- 膀胱壁小梁形成,憩室。
- 中叶突出/增大,后唇凸入膀胱。

经尿道前列腺电切术(transurethral resection of prostate,TURP)患者最初有漏斗状缺损,随着腺体填充到缺损处,其范围减小。

前列腺炎

可能与衣原体或支原体有关。

超声成像可能是正常的。可能显示:

不同程度异常回声,局灶性(病灶)肿块。

包膜增厚和不规则。

射精管钙化。

精囊扩张。

前列腺周围静脉扩张,血流增多。

可能与癌症相似,并与 PSA 升高有关。

脓肿——囊性无回声区内有异常回声。

可能与膀胱炎和排便时疼痛有关。

囊肿

1. 可见退行性或滞留性囊肿,无临床意义。

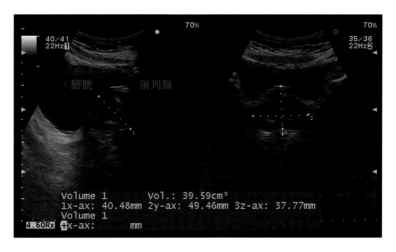

图 11.3　前列腺良性增生的测量结果

2. 前列腺胞囊囊肿——位于中线,由于前列腺胞囊扩张。可能与单侧肾发育不全有关。

3. 精囊囊肿——如果孤立且较大,则与同侧肾发育不全有关。

前列腺癌

70%出现在 PZ,20%出现在 TZ,10%出现在 CZ。

通常是多中心的。

PZ 和 CZ 的癌症通常是均质的,等回声/低回声。

TZ 中的癌症是不均质的。

超声上,可以看到低/高/等回声结节。

癌症分期

T1——局限于前列腺,临床上触摸不到。

T2——局限于前列腺,临床可触及。

T3——穿过前列腺包膜。可能累及精囊。

T4——侵入邻近组织,如膀胱、直肠和肛提肌。

PSA 水平

$<4ng/ml$——正常。

$4\sim10ng/ml$——不确定。

$>10ng/ml$——异常。

PSA 是正常值的 10 倍以上,高度提示患有癌症。

PSA 水平较低与非那雄胺、锯棕榈和草药药物有关。

经直肠超声在筛查、癌症检测、活检引导、分期、治疗引导和监测疗效方面更有优势。然而,它不用于检测前列腺包膜外转移。MRI 更好。

12 腹膜和腹膜后

引言

腹膜后器官一览表

1. 肾脏、输尿管
2. 子宫、输卵管、前列腺
3. 胰腺
4. 主动脉、下腔静脉
5. 食管（胸段）、十二指肠（第二、第三和第四段）
6. 升结肠和降结肠、直肠（中 1/3）
7. 肾上腺

腹腔内器官一览表

1. 肝、脾
2. 胃、十二指肠（第一段）
3. 空肠、回肠
4. 盲肠、阑尾
5. 横结肠和乙状结肠、直肠（上 1/3）
6. 卵巢

膀胱、下 1/3 直肠和远端输尿管，本质上是腹膜下的。

腹腔间隙

小肠系膜是一种特殊的腹膜皱襞，从第 2 腰椎延伸至右侧髂窝，包含血管、神经、淋巴结和脂肪。它将空肠和回肠连接到后腹壁，如果不存在腹水，则难以识别（表 12.1）。

网膜：特殊的腹膜皱襞。

小网膜：连接胃小弯和近端十二指肠与肝脏。

大网膜：从胃大弯处下降。

表 12.1　显示了各种腹膜腔间隙

膈下空间	双侧膈下
肝下间隙	肝下；前后
	肝后下间隙称为 Morrison 间隙（肝肾间隙）
小网膜囊	胃和胰腺之间
结肠旁沟	双侧，沿着升结肠和降结肠。
	右侧结肠旁沟大于左侧，和右侧膈下间隙连通
	膈结肠韧带部分限制了左侧结肠旁沟和左侧膈下间隙之间的连接
盆腔	女性——子宫和直肠；也被称为子宫直肠陷凹或 POD（道格拉斯腔）
	男性——直肠膀胱陷凹；直肠和膀胱
前陷窝	膀胱和子宫

Winslow 孔（网膜孔）：大网膜囊和小网膜囊之间的通道。

腹膜后间隙

1. 肾旁后间隙
2. 肾旁前间隙
3. 肾周间隙

腹水（图 12.1）

正常情况下，腹膜腔内有 50～75ml 的游离液体，作为润滑剂。

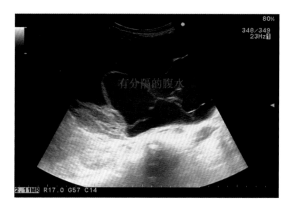

图 12.1　腹膜腔内有分隔的液体积聚

腹腔液体过度积聚称为腹水。

根据蛋白质含量可分为漏出液或渗出液。

患者仰卧时，游离液体会在 5 个部位积聚，主要是结肠旁沟（左右）、盆腔、脾周区和肝肾间隙。

腹水可分为微量（1 个部位积液）、少量（2 个部位）、中量（3 个部位）、大量（4 个部位）和极大量（5 个部位）。

颗粒性腹水：游离液体，伴光点回声提示液体中存在血液、脓液或肿瘤细胞。

腹腔积血：见于创伤、异位妊娠破裂、动脉瘤破裂、手术后和服用抗凝剂药物的患者。

乳糜性腹水：淋巴液积聚在腹腔内，在超声上表现为颗粒性腹水或由于淋巴液分层出现液平面。

可见于淋巴管瘤、创伤、手术等。

游离液体随着患者体位的变化而移动。

多房积液边缘呈圆形，表现出占位效应，经常挤压周围组织，导致移位。在液体判定方面，超声优于 CT 扫描。

经阴道超声检查甚至可以检测到 0.8ml 的游离液体。

超声估计腹水体积。

肝肾间隙内液体的宽度（近似值）。

少量无回声	条带状——250ml
宽 0.5cm	条带状——500ml
宽 1.0cm	条带状——1.0L

腹膜后病理

淋巴结病

圆形至椭圆形低回声病变，透声性差，高回声门结构不可见（图 12.2）。

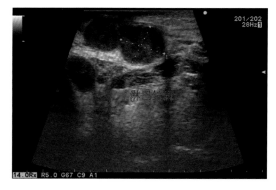

图 12.2　淋巴结病

最常见的原因是淋巴瘤、感染、转移［生殖细胞肿瘤（GCT）；男性患者应进行阴囊检查］等（表 12.2）。

有时，淋巴结融合形成低回声的肿块，包裹在主动脉周围，并可将主动脉抬高，远离脊柱。

表 12.2　阐述评估淋巴结疾病的标准

解剖位置	大小	分类
腹腔/盆腔	＜1.0 cm	正常
	＞1.0cm 多发	不正常
	＞1.5cm 单发	不正常
腹膜后	＞0.6cm	不正常

腹膜后纤维化(Ormond 病)

特发性(68%的病例)。
恶性肿瘤(浸润性/继发性)。
美西麦角。
感染。
炎性动脉瘤。

肿瘤

原发性腹膜后肿瘤:通常来源于间质性肿瘤,包括脂肪肉瘤、平滑肌肉瘤和恶性纤维组织细胞瘤。

畸胎瘤可见于小儿。

淋巴瘤与转移瘤

CT 扫描优于超声。

积液(图 12.3)

血肿、脓肿、囊肿、尿性囊肿、淋巴囊肿(术后)和淋巴管瘤。

其他

马蹄肾、肠襻和低位的胰腺有时像肿块。
腰大肌脓肿:腰大肌内低回声,壁不规则增厚,积液内有异常回声。
CT 是腹膜后成像的首选方式。

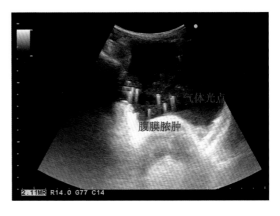

图 12.3　术后腹膜脓肿

腹部囊性肿块

1. 肠系膜囊肿
2. 腹膜包涵囊肿
3. 淋巴管瘤
4. 肠重复囊肿
5. 皮样囊肿
6. 假性囊肿(感染性、炎性或创伤性)

肠系膜囊肿

大小不等,从＜1cm 到＞25cm 充满整个盆腔。

可能是单纯性或复杂的伴有分隔的无回声病变。

腹膜包涵囊肿

正常情况下,绝经前患者功能性卵巢产生的液体被腹膜吸收。外科手术、创伤或病理过程可能会破坏这种平衡。卵巢产生的液体会因粘连形成包裹性积液。

随着时间的推移,包裹正常结构的包涵囊肿形状各不相同,并可能引起盆腔受压和疼痛。

鉴别诊断——卵巢囊肿、输卵管积水。

膜沉积物有关(图 12.4)。

腹膜结核

有异常回声和分隔的多房积液。与肠系膜淋巴结病、肠壁增厚、腹水、网膜增厚和腹

腹膜癌扩散

转移性疾病弥漫性侵犯腹膜。

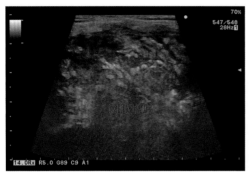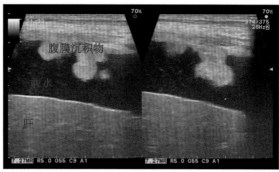

图 12.4　腹膜沉积物和网膜增厚

超声表现:
- 腹水。
- 低回声结节、不规则肿块或弥漫性增厚的低回声腹膜。
- 砂粒状钙化(如有)表现为强回声,伴有后方声影。
- 大网膜结块——受累的大网膜附着于腹膜或在腹水中漂浮。

- 肠系膜增厚,肠系膜结节。
- 淋巴结病。

如果病灶随着呼吸保持静止,则怀疑腹膜壁层受累。如果病变随着呼吸移动,则怀疑腹膜脏层受累。

原发性腹膜肿瘤,少见。

恶性间皮瘤。

淋巴瘤。

13 胸　部

胸部超声检查可采用胸骨上、胸骨旁、肋间、肋下和剑突下入路,有仰卧位、卧位和坐位。

探头在前方是显示气胸的最佳位置。

探头在后/侧方是观察实变和积液的最佳位置。

可以看到两种类型的线:

A 线:水平线。

B 线:垂直线。

B 线间距为 7mm 为小叶间隔导致的间质线。

B 线间距为 3mm 为肺泡导致的肺泡线。

肺实变(图 13.1)

均质低回声肺,具有高回声的点状/线状树枝样结构(动态显示为空气支气管征)。

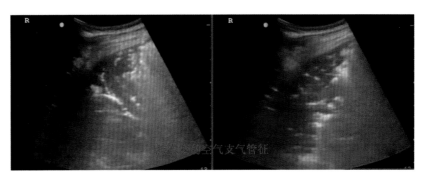

图 13.1　肺实变伴有高回声的空气支气管征

肺肝样变(图 13.2)

大叶性肺炎时,肺实变的回声与肝脏相似。

肺不张

肺受压,缩小,呈楔形实性回声。

胸腔积液(图 13.3 和图 13.4)

超声可以在胸膜腔内检测到仅仅 3~5ml

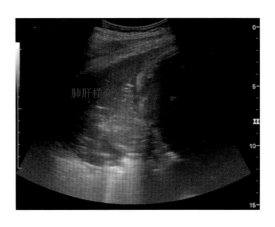

图 13.2　肺肝样变

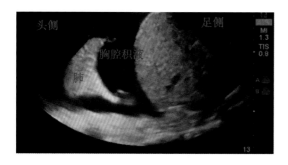

图 13.3　单纯性胸腔积液伴肺不张

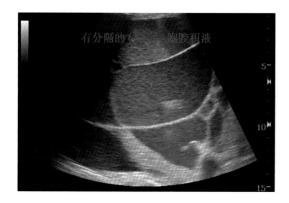

图 13.4　复杂的胸腔积液

的液体。它通常无回声,并随着呼吸而改变形状。漏出液通常透声性良好;渗出液可能包含漂浮回声、纤维蛋白、分隔、炎症或肿瘤。

超声表现:

- 胸壁下/横膈膜上方低回声积液。
- 高回声肺组织在积液下方。
- 游离液体随呼吸运动。
- 膈肌征:胸水位于膈肌周边部,而腹水位于膈肌内的中心位置。
- 裸区征:与腹水相比,胸水在裸区水平延伸至肝后方,而腹水不能延伸到裸区水平。
- 膈肌脚移位征:胸水介于膈肌脚和脊柱之间,使膈肌脚移位远离脊柱。

用彩色多普勒超声(color Doppler sonography,CDUS)鉴别胸腔积液和胸膜增厚。

脏层和壁层胸膜之间或肋膈角附近(与呼吸运动有关)的彩色信号,具有往复湍流样杂乱信号,提示胸腔积液。

胸膜增厚表现为无彩色的胸膜病变,无任何多普勒信号。

漏出液

充血性心力衰竭(CHF)。

肝硬化。

肾小球肾炎。

肾病综合征。

低蛋白血症。

水量过多。

渗出液

感染。

肿瘤。

胶原血管疾病。

创伤。

药物诱发。

气胸

肺滑动征:正常情况下,由于肺滑液的存在,脏层胸膜和壁层胸膜界面相互滑动,称为肺滑动。气胸没有这个征象,由于胸膜两层之间有空气存在。

这种滑动现象在胸膜粘连或胸膜炎的病例中也可能看不到。

沙滩/平流层征象:通常在 M 模式下,胸膜滑动在胸壁-肺界面(类似海滩上的海浪形成水平线)下方会出现颗粒状结构(类似沙滩)(图 13.5)。

然而,气胸中没有颗粒状结构,以水平线形式延续。

膈肌

实时超声检查有助于评估两侧膈肌及其运动异常。

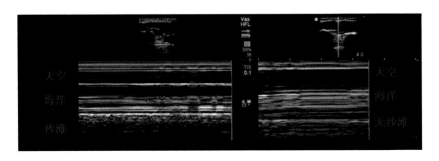

图 13.5 正常肺组织沙滩征颗粒状结构和气胸患者颗粒状结构消失(沙滩)

探头放置在剑突下位置,横断面双侧膈肌对比检查,矢状面显示单侧膈肌。

比较每一侧膈肌的最大位移。

麻痹:一侧运动减弱或反常运动,另一侧运动明显增强。

M 模式有助于评估膈肌运动。

14 重症监护超声包括FAST（创伤超声重点评估）

超声在血流动力学不稳定的评估和处理中的作用已有讨论。

RUSH 方案(休克时快速超声评估)

危重患者的评估(低血容量/心源性/梗阻性休克)

包括：

心脏：心包积液和心肌收缩力。

主动脉：夹层和动脉瘤。

IVC：容量状态。

胸腔积液和气胸。

肝肾隐窝的腹水。

FATE 方案(经胸超声心动图重点评估)

排除任何明显的疾病。

评估壁厚、收缩性和房室大小(主要靠肉眼观察)。

结合临床是必要的。

左心室衰竭

二尖瓣触碰室间隔是左心室功能的正常标志。

室间隔运动障碍提示左心室功能严重减退。

右心室衰竭

正常情况下 RV＜LV(2/3 大小)。

RV＝LV(中度增大)。

RV＞LV(重度增大)。

心包填塞

在剑突下切面,心包积液的患者,伴有低血压、心动过速、心音低沉,提示右室舒张功能衰竭。

肺栓塞

右心室增大。

McConnell 征——右心室侧壁运动减弱伴心尖保留。

深静脉血栓形成(DVT)

成对的股浅动脉和股深动脉。

股深静脉由于管径较小,在超声检查中不都能显示。

股总静脉与股动脉伴行。

压缩性：股静脉不可压缩。

血流信号增强：正常情况下,在压迫下肢远端时,静脉内流速增快,彩色充盈,没有血栓。

肥厚性梗阻性心肌病伴二尖瓣收缩期前向运动

- 左心室小腔变小。
- 近端间隔肥厚。
- 血容量减少。

BLUE 方案(紧急情况下的床旁肺超声)

用于急性呼吸衰竭的即时诊断。

这是一个快速方案(<3min),由重症监护室的医师对呼吸困难患者进行治疗。

肺超声如前所述(胸部第 13 章)。

FALLS 方案(肺部超声指导液体管理)

用于急性循环衰竭的治疗。

创伤超声重点评估

一种有重点的、目标明确的腹部超声检查。

目的是检测是否存在腹腔积血/心包积血。

对任何有休克迹象或怀疑腹部损伤的患者进行初步检查。

既不是明确的诊断检查,也不能替代CT。

检查四个区域的游离积液:

1. 肝周和肝肾间隙(肝肾间隙) 右上腹切面,探头位于第 12 肋骨水平的右腋中线至腋后线(图 14.1)。

是上腹腔最重要的部位。

2. 脾周间隙 左上腹切面,左侧腋后线第 10～11 肋骨方向。

3. 盆腔 下腹部积液最重要的部位。

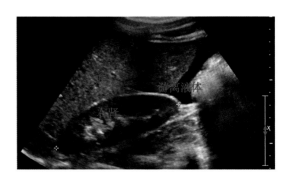

图 14.1 肝肾间隙中的游离液体

探头位于耻骨联合上方中线处。

4. 心包和胸腔积液 剑突下切面心包积液在纤维心包和心脏之间,可见心脏周围的无回声积液。

胸腔积液被认为是无回声积液,在高回声膈肌的上方。在病情稳定的患者,当患者坐直时可以看到积液。

心包积液位于降主动脉前方,胸腔积液位于降主动脉后方。

腹膜积血定量:评分系统。

总分(0～8 分)

在扫描过程中,检测到游离液体的每个部位计 1 分

肝肾/脾肾间隙积液深度≥2mm 计 2 分

漂浮肠襻计 1 分

评分>3 分需要紧急处理

可检测 100～250ml 积液

肝肾间隙中 0.5cm 相当于 500ml 积液,1cm 相当于 1000ml 积液

优点

1. 快速(2min)
2. 便携式的
3. 廉价的
4. 技术简单,易于培训
5. 可以进行连续扫描
6. 无辐射、无创

7. 有助于指导创伤患者的分诊决策

6. 在肥胖患者中受限制

局限性

1. 通常不能确定出血的来源
2. 肠道和肠系膜病变检查的局限性
3. 难以评估腹膜后
4. 需要大量的培训来相对评估软组织
5. 无法检测到＜250ml 的腹腔内积液

扩展的创伤超声重点评估(e-FAST)

包括双侧胸腔

1. 血胸　胸腔积液。甚至约 20ml 也可以被检测到。

2. 气胸　探头置于胸前锁骨中线第 3 至第 4 肋间。

15 急腹症和腹部结核

超声的优势在于其动态观察和实时性。

可以观察是否有蠕动、血流搏动和胎动。Valsalva 试验、加压等的效果很容易看到。

高频探头能更好地显示腹部。快速评估是必须的，综合考虑患者的年龄、性别、相关症状、持续时间和疼痛部位，以排除需要紧急处理的重大疾病。

大部分的病因将在相应章节中讨论。

病因：

1. 阑尾炎。

2. 消化性溃疡穿孔：可见游离液体。

3. 盆腔炎（PID）：可见游离气体积聚在肝脏和外侧腹壁之间。

4. 附件病变。

5. 异位妊娠。

6. 主动脉瘤破裂。

7. 输尿管结石。

8. 肾绞痛。

9. 克罗恩病：肠壁明显增厚，呈节段性。

可能伴有局部肠壁的不连续和小的壁间脓肿。

周围脂肪炎症，见于盲肠附近高回声的加压不变形组织。可能伴有肠系膜淋巴结病。

10. 感染性回肠结肠炎/末端回肠炎。

腹泻，腹痛。

回肠末端和盲肠弥漫性增厚。

阑尾看起来正常。

肠系膜淋巴结病。

11. 肠系膜淋巴结炎。

肠系膜淋巴结肿大和发炎。

通常在儿童时期被注意到。

阑尾看起来正常。

12. 盲肠癌：不规则非对称增厚的肠壁。

伴有肠系膜淋巴结病。

检查肝脏是否有转移。

13. 乙状结肠/右侧结肠憩室炎。

结肠壁增厚。

伴有左/右下腹的肌紧张、发热、白细胞增多和血沉升高。

可见小的结肠旁脓肿。

最近突发和严重的腹痛被认为是医疗紧急情况。

14. 尿路感染（urinary tract infection，UTI）。

15. 肝脓肿、肝炎、胆囊炎和胆道病变。

16. 胰腺炎。

17. 腹主动脉瘤破裂。

18. 其他病因，如下叶肺炎、心脏病如心肌梗死、胃炎和肠梗阻等。

腹部结核

它主要影响回肠-盲肠交界处（由于淋巴组织丰富）、结肠、肝、脾、腹膜和淋巴结。

超声表现

回盲部壁增厚（图 15.1）。

淋巴结病。

腹水-多房/有分隔。

腹膜增厚。

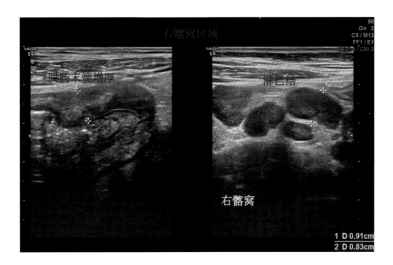

图 15.1 回肠末端增厚和淋巴结病变

网膜增厚。

肠梗阻。

肠襻粘连。

腹膜结核

湿性腹水型。

干性纤维型。

肝、脾：多发低回声结节。

临床症状：腹胀、体重减轻、厌食、发热、肠道习惯改变、贫血和腹部酸软。

建议腹水检查、结核菌素试验、培养敏感性等。

大多数情况已在各自章节中讨论过了。

参考文献

[1] C. M. Rumack, S. Wilson, J. W. Charboneau, and D. Levine, Diagnostic Ultrasound: 2-Volume Set, Elsevier Health US, Philadelphia, 2010.

[2] S. M. Penny, Examination Review for Ultrasound: Abdomen & Obstetrics and Gynaecology, Lippincott Williams & Wilkins, Philadelphia, PA, 2010.

[3] W. Herring, Learning Radiology: Recognizing the Basics, Mosby Elsevier, Philadelphia, PA, 2007.

[4] A. Adam, Grainger & Allison's Diagnostic Radiology: 2-Volume Set, Elsevier Health, London, UK, 2014.

[5] C. M. Rumack and S. R. Wilson, Diagnostic Ultrasound: Paediatrics, Elsevier Health Sciences, Philadelphia, 2014.

[6] D. Sutton, Textbook of Radiology & Imaging, 2-Volume Set, Elsevier, New Delhi, India, 2009.

[7] S. G. Davies, Chapman & Nakielny's Aids to Radiological Differential Diagnosis, Elsevier Health-UK, 2014.

[8] M. Hofer, Ultrasound Teaching Manual: The Basics of Performing and Interpreting Ultrasound Scans, Thieme, Stuttgart, Germany, 2005.

[9] W. E. Brant and C. Helms, Fundamentals of Diagnostic Radiology: 4-Volume Set, Wolters Kluwer, Philadelphia, 2012.

[10] W. Dahnert, Radiology Review Manual, Wolter Kluwer, Baltimore, 2011.

[11] P. E. S. Palmer, B. Breyer, C. A. Brugueraa, H. A. Gharbi, B. B. Goldberg, F. E. H. Tan, M. W. Wachira, and F. S. Weill, Manual of Diagnostic Ultrasound, World Health Organi-

sation，Geneva，Switzerland，1995.

［12］ World Health Organization（WHO）and World Federation for Ultrasound in Medicine and Biolo-gy，Manual of Diagnostic Ultrasound，Volume 1 & 2，Geneva，Switzerland，2013.

第三部分

产科超声

Part Ⅲ

16 引 言

为了缓解患者紧张情绪,开始检查前,应常规询问患者的既往病史。

1. 询问末次月经(last menstrual period, LMP)。

2. 询问患者的临床症状,如疼痛、出血和体重增长情况。

3. 既往生育史,包括流产史和既往分娩方式(顺产/剖腹产)。

4. 既往超声检查的结果。

5. 既往检查结果(生化检查)。

准备

16 周前:需要患者充盈膀胱。

12 周前可做经阴道超声检查(需要患者排空膀胱)。

16—24 周:需要患者膀胱略充盈即可。

24 周后:患者无需特殊准备。

需要膀胱充盈时才能对宫颈和子宫下段进行准确的评估。

产科超声检查不需要空腹。

体位

经腹超声检查(TAS)→患者取平卧位,双腿伸直。在患者腹部皮肤上涂抹足量的超声耦合剂。

常规扫查需要使用的探头频率为 3.5～5 MHz(TAS)。

经阴道超声检查(TVS)→需要使用的探头频率为 5～8MHz。

经阴道超声检查:患者取膀胱截石位。

在清洁的经阴道探头前端涂耦合剂,装上无菌套(避孕套),再涂耦合剂后将经阴道探头放入阴道内,直至探头前端到达阴道前穹隆。(表 16.1)。

表 16.1 胎产式和胎先露与胎儿脊柱的关系

胎产式	胎先露	脊柱
纵产式	头先露	胎儿右侧朝下,脊柱在母体的右侧
纵产式	臀先露	胎儿右侧朝下,脊柱在母体的左侧
横产式	胎头位于母体左侧	胎儿右侧朝下,脊柱靠近子宫下段(lower uterine segment, LUS)
横产式	胎头位于母体右侧	胎儿右侧朝下,脊柱靠近宫底

17 早期妊娠

引言

妊娠时间在受孕至 13 周±5 天之间

相关概念的说明：

妊娠<10 周称为胚胎。

妊娠>10 周至分娩称为胎儿。

生理学

垂体分泌卵泡刺激素（FSH）和黄体生成素（LH），在雌激素的协同刺激下，卵巢内许多初级卵泡发育并形成一个优势卵泡（成熟卵泡）。

排卵前，孕酮和黄体生成素的激增导致黄体的形成。

黄体分泌孕酮。如无妊娠，黄体退化。

如果妊娠，人绒毛膜促性腺激素（hCG）维持黄体功能，孕酮促进蜕膜反应。

卵巢黄体常见于早期妊娠，其分泌孕酮维持妊娠，直至胎盘形成分泌可替代的激素，黄体约在胎龄（gestational age，GA）16－18 周退化。

人绒毛膜促性腺激素（human chorionic gonadotropin，hCG）是由妊娠囊外层细胞或绒毛膜（合体滋养细胞）分泌的一种糖蛋白。hCG 阴性可排除妊娠的存在。正常妊娠的 β-hCG 水平可在怀孕后约 11d 由血液测出，在怀孕后 12～14d 由尿液测出。它的翻倍时间为 2～3d。hCG 水平开始上升，至妊娠 8～11 周达到峰值，平均为 10 万 U/L。

低水平 hCG 提示末次月经错误或先兆流产以及异位妊娠可能。

高水平 hCG 提示末次月经错误或葡萄胎以及多胎妊娠可能。

适应证

1. 明确妊娠囊（gestational sac，GS）的位置和数量。

2. 明确妊娠胎龄。

3. 评估正常妊娠早期。

4. 寻找提示胚胎发育不良的超声指标。

5. 评估孕妇症状，如疼痛或出血。

6. 终止妊娠前评估宫腔状况。

7. 指导临床诊断/治疗方式。

正常宫内妊娠的超声表现

妊娠囊

受精卵着床部位通常在子宫底部，时间为月经第 20 天至第 23 天。

月经第 25～29 天（β-hCG 阳性）→蜕膜内征（蜕膜内的小妊娠囊/着床部位子宫内膜的局灶性回声增强）。

月经第 4.5～5 周蜕膜内小囊（正常妊娠囊）。

阈值：我们最早可以在第 4 周 3～4 天看到妊娠囊。

差异：最晚会在第 5 周 3 天看到妊娠囊（表 17.1）。

表 17.1　不同胎龄妊娠囊、卵黄囊、胚胎及心管搏动的表现

胎龄	妊娠囊	卵黄囊	胚胎	心管搏动
5.0 周	+	−	−	−
5.5 周	+	+	−	−
6.0 周	+	+	+	+

双蜕膜囊征（蜕膜内征）（图 17.1a）

超声图像是基于妊娠早期周边可见三层蜕膜，一部分妊娠囊周围有两个同心环回声。

妊娠囊内环——平滑绒毛膜和包蜕膜。

妊娠囊外环——真蜕膜（子宫内膜回声）。

在胎龄第 5—6 周，当平均囊直径（MSD）＞10mm 时出现。

底蜕膜——叶状绒毛膜形成胎盘，可看到一偏心回声增强区。

双泡征

第 5.5 周经腹超声检查，双泡分别为羊膜和卵黄囊（YS）。

薄的羊膜将羊膜腔和胚外体腔分开。

羊膜腔内充满羊水，羊膜腔比绒毛膜腔生长更快，16 周后，羊膜与绒毛膜融合。

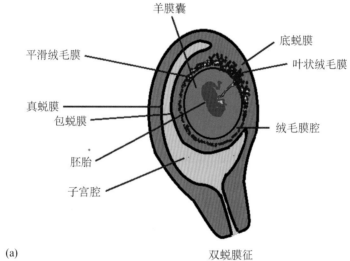

(a)　　　　　　　　　双蜕膜征

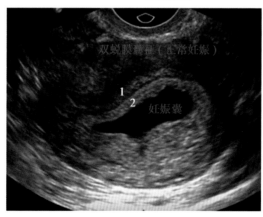

(b)

图 17.1　双蜕膜囊征（DDSS）(a) 和正常妊娠的双环征 (b)

妊娠囊

强回声环包绕的小而圆的无回声(图

17.2)。

正常情况下,妊娠囊在早期阶段是圆形的。随着妊娠囊增大,子宫壁肌层的压力使其呈椭圆形。

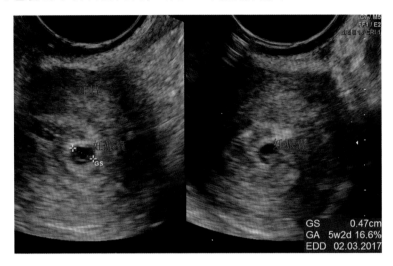

图 17.2　妊娠早期的小无回声妊娠囊

平均妊娠囊直径

计算方法是将绒毛膜腔(不包括周围高回声环)的三个正交径线之和除以 3。

卵黄囊

卵黄囊是妊娠囊内第一个可见的正常结构,证实宫内妊娠。

强回声包绕透亮的圆形结构,位于羊膜外的绒毛膜腔中(图 17.3 和图 17.4)。

作用:

• 向胚胎供应营养。

• 促进血管生成。

• 造血作用。

经腹超声检查:MSD 为 20mm 时常能显示卵黄囊。

经阴道超声检查:MSD 为 8mm 时常能显示卵黄囊。

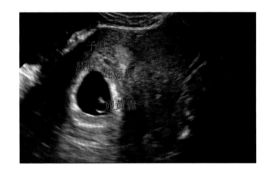

图 17.3　妊娠早期的卵黄囊

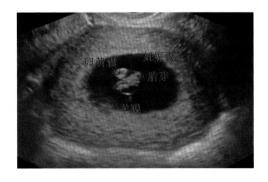

图 17.4　7 周左右的宫内妊娠

卵黄囊的数量有助于确定妊娠的羊膜性。

MCMA——两个胚胎，一个绒毛膜囊，一个羊膜囊和一个卵黄囊。

DCDA——两个胚胎，两个绒毛膜囊，两个羊膜囊和两个卵黄囊。

卵黄囊通过卵黄管［脐肠系膜管（omphalomesenteric duct，OMD）］与中肠相连。

随着胎龄（GA）增加，卵黄囊（YS）从胚胎分离出来，随后，直径减小，在妊娠早期末消失。

异常卵黄囊也与早孕胚胎发育不良有关。

钙化、内部异常回声、双卵黄囊和卵黄囊变形均与妊娠失败相关（图 17.5a 和 b）。建议随诊观察。

头臀长度（crown rump length，CRL）→ CRL 是胚胎/胎儿在其纵轴上的最大直线长度（图 17.6a）。计算 CRL 时不应包括卵黄囊和四肢，在妊娠第 6 至 10 周期间，CRL 每天增加 1mm。

胎盘

· 在胎龄的第 8 周左右开始发育。

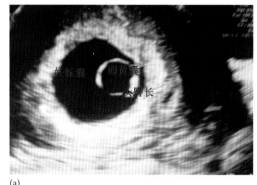

(a)

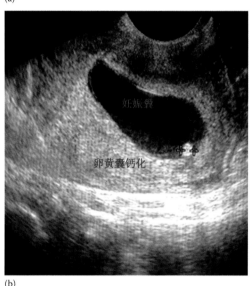

(b)

图 17.5　两名妊娠失败患者伴有卵黄囊增大或钙化

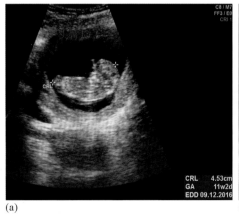

(a)

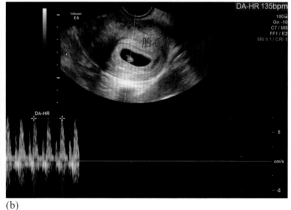

(b)

图 17.6　(a)11 周 2 天的胎儿 CRL 为其最大直线长度；(b)胎龄＜6 周的胚胎心管搏动

- 妊娠囊周围非对称性的强回声环,妊娠囊周边深嵌入部分局灶性增厚。

6 周

- 胚胎的形状从平盘形变成 C 形。
- 头部几乎占胚胎总长度的一半。

7－8 周

- 出现肢芽。

10 周

- 可见四肢。
- 胚胎发育成胎儿(胚胎发育完成);胎儿的颅骨、颈部、躯干、心脏、膀胱、胃泡和四肢均可见。

11 周

- 胎儿骨化明显,11 周左右开始出现吞咽。

12 周

- 胎盘呈灰色颗粒状。脐带应插入胎盘的中央部。

通常在妊娠 12－16 周时羊膜与绒毛膜相贴。

11－13 周胎儿开始产生尿液。因此在 16 周前无法准确辨别肾功能不全引起的羊水过少。

胎心率

  ＜6 周——100～115/min(图 17.6b)

  8 周——140～170/min

  9 周——130～150/min

脐带

  脐带在妊娠第 6 周末时形成。它包含两条脐动脉、一条脐静脉、尿囊和卵黄柄[脐肠系膜管(OMD)/卵黄管],中间填充华通胶。

胚胎死亡(早孕失败)

病因:

1. 染色体异常。
2. 母亲高龄,吸烟和酗酒→引起着床前

胚胎形态异常可能增加。

  3. 黄体期缺陷:着床后,黄体无法充分维持胚胎。

- 促排卵和体外受精患者黄体期缩短。
- 肥胖女性和年龄＞37 岁女性的黄体功能障碍增加。

超声检查特点

  1. 心管搏动

- 心动过缓

CRL＜5mm 的胚胎心管搏动＜80/min。

CRL 为 5～9mm 的胚胎心管搏动＜100/min。

CRL 为 10～15mm 的胚胎心管搏动＜110/min。

- 心律失常
- 心血管搏动消失

  2. 妊娠囊

a. (MSD-CRL)＜5mm 表示小妊娠囊。

b. 妊娠囊异常

经腹超声:MSD＞10mm 且无双蜕膜囊征(double decidual sac sign,DDSS)

    MSD≥20mm,无卵黄囊

    MSD≥25mm,无胚胎

经阴道超声:MSD＞8mm,无卵黄囊

    MSD＞16mm,无胚胎

c. 妊娠囊变形。

d. 薄的滋养层(＜2mm)。

e. 滋养层回声低。

f. 子宫腔内妊娠囊位置低。

  3. 羊膜和卵黄囊标准

a. 胎龄＞7 周——羊膜囊内没有胚胎,表明胚胎被重吸收(通常羊膜在胚胎之后发育)。

b. 羊膜边缘不规则塌陷。

c. 卵黄囊钙化(与异常结果有关)与实性回声的卵黄囊(活胚胎)。妊娠早期＜9 周卵黄囊畸形常与母体妊娠糖尿病有关。8—12 周时,卵黄囊<2mm 与预后不良相关。

d. 经阴道超声——MSD>8mm 未见卵黄囊。

e. 在胚胎存在时未见卵黄囊。

f. 胎龄 5—10 周,卵黄囊直径>5.6mm。

g. 异常增大的卵黄囊——与染色体异常(21-三体综合征)、部分性葡萄胎和脐膨出有关。

4. 低水平血清 β-hCG

5. 绒毛膜下出血(妊娠囊附近的宫内积血)导致绒毛膜板升高

- 胎盘边缘早剥。
- 急性边缘窦破裂,呈等回声,与胎盘回声相似。

1～2 周后呈无回声。

6. 羊膜囊异常

大于正常/扁塌的羊膜囊。

共识

1. 枯萎卵。经阴道超声检查,MSD>20mm 的妊娠囊内没有胚胎或卵黄囊(图 17.7)。

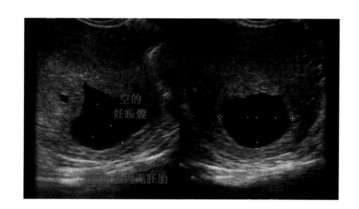

图 17.7 空孕囊的枯萎卵:没有卵黄囊及胚胎

2. 稽留流产。在间隔 7d 以上的两次检查中,CRL>7～10mm 的胚胎无心管搏动。

MSD<15mm 或 CRL<10mm 时,应在 2 周后复查,以评估妊娠囊和胚胎的发育情况以及是否存在心管搏动。

3. 如果妊娠囊<胎龄预期值,尤其是在没有腹痛或出血的情况下,则应考虑可能末次月经计算错误。建议 7d 后经阴道超声复查。

流产

自然流产——胎龄<20 周终止妊娠。

复发性流产——连续自然流产≥3 次。

宫内无妊娠囊

鉴别诊断

1. 早期自然流产

2. 极早期宫内妊娠

3. 异位妊娠

hCG 水平和超声结果的相关性。

无胚胎/卵黄囊的宫内妊娠囊

鉴别诊断

1. 正常早期宫内妊娠(intrauterine pregnancy,IUP)

2. 异常宫内妊娠

3. 异位妊娠的宫内假孕囊

需要复查超声观察后来出现的卵黄囊/胚胎。

子宫内膜增厚/不规则

1. 宫内积血

2. 不完全自然流产后残留的妊娠组织

3. 位于蜕膜内的宫内妊娠囊

4. 位于子宫腔的假孕囊

任何一个怀疑腹部异常的患者,应首先进行经阴道超声评估有无宫腔积液、心管搏动、早期卵黄囊和胚胎(表17.2)。

表 17.2 经阴道超声(TVS)和经腹超声(TAS)妊娠卵黄囊和胎儿心管搏动出现的时间表

		YS(明显)	心管搏动
TVS	GA	5.4 周	6~6.3 周
	MSD	8mm	13~19mm
TAS	GA	7 周	8 周
	MSD	20mm	26mm

妊娠早期并发症

1. 阴道少量出血/大量出血——暂时性和自限性。

2. 流产。

3. 异位妊娠和妊娠滋养细胞疾病(gestational trophoblastic disease,GTD)的临床表现类似于先兆流产。需要监测血清 hCG 水平(表 17.3)。

终止妊娠

药物终止妊娠:口服米非司酮(600mg),2d 后口服米索前列醇(400mg)。

手术终止妊娠:局部麻醉下刮宫术(D&C)。

妊娠早期非整倍体筛查

1. 颈项透明层

测量胎儿颈后皮下的液体。

表 17.3 不同类型流产的超声检查表现

类型	临床表现	超声检查
先兆流产	阴道流血 宫颈口未开	• 具有心管搏动的胚胎 • 随后发育出胚胎的妊娠囊 • 子宫腔内无妊娠囊
完全流产	妊娠组织完全排出	子宫腔内无妊娠囊
不全流产	部分妊娠组织排出	• 不规则增厚的子宫内膜(残留组织——发育不良孕囊周边内膜出血以及滋养层组织) • 宫腔积液
难免流产(胚胎死亡)	子宫收缩,积血伴血块 胚胎死亡 子宫停止增大	妊娠囊排出 无心管搏动的杂乱胚胎组织
枯萎卵(无胚妊娠)	无胎心率	妊娠囊发育和胚胎发育存在差异,胚胎小或无胚胎

正中矢状切面,胎儿应在屏幕上处于中间位置并保持水平。

图像中只包括胎儿头部和上胸部。

尽可能放大图像。

应进行多次测量。

正常情况下,在妊娠 11－12 周,厚度应＜3mm(图 17.8)。

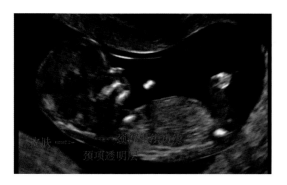

图 17.8 12 周正常的颈项透明层

2. 11－14 周时的鼻骨

正中矢状切面,探头与鼻骨长轴方向平行(图 17.9)。

正常情况下,可见三条明显的线:鼻骨表面皮肤线,鼻骨高回声线。

基准线——与鼻部皮肤相连,但更高(鼻尖)。

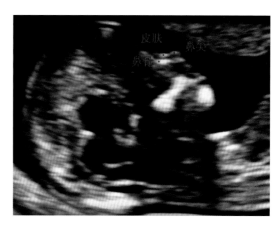

图 17.9 皮肤与鼻骨呈等号征

靠近前额的前两条水平的平行线,近似于等号。

正常胚胎发育的生理过程

1. 通常,最早可见的颅后窝囊性结构可能被误认为是颅后窝囊肿,实际上是正常的胚胎菱脑,而后形成正常的第四脑室。

2. 在妊娠第 8 周,中肠通常会疝入脐带,逆时针旋转 90°,在第 12 周回纳到腹部。

生理性中肠疝表现为突入脐带的小回声团。应在 12 周后进行随访。

18 妊娠中期

正常超声检查

超声检查的适应证

1. 估算胎龄　根据双顶径(based on bi-parietal diameter,BPD)、头围(head circum-ference,HC)、股骨长度(femur length,FL)和腹围(abdominal circumference,AC)测量值与参考曲线比较,估算胎龄(gestational age,GA)。如果超声估测胎龄与实际孕周差异>2周,则应重新推算妊娠时间。

BPD:在丘脑横切面上从近侧颞骨外缘到远侧颞骨内缘测量(图 18.1)。

HC:在同一切面上测量颅骨外缘周长(图 18.1)。

AC:在胎儿肝脏横切面上测量,腹部中央为脐静脉与左门静脉相连(图 18.1 和图 18.2)。

应测量正常心率(图 18.2)。

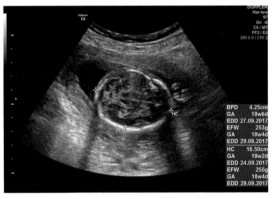

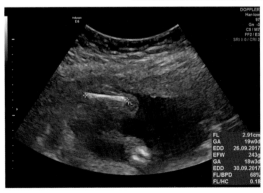
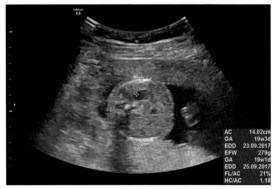

图 18.1　16 周 4 天双顶径(BPD)、头围(HC)和腹围(AC)

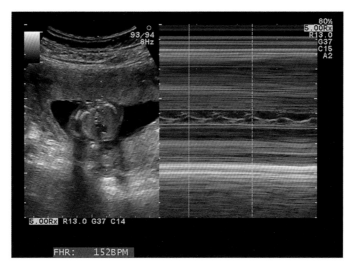

图 18.2　16 周 4 天时胎儿心脏搏动 152/min

2. 胎儿形态评估　需要进行系统的扫查。

3. 羊水量

依次测量四个象限内羊水垂直最大深度后求和。

如果＞20cm，则羊水过多；＜5cm，则羊水过少。

4. 胎盘

胎盘位置。

评估脐带。

胎盘边缘至子宫内口的距离。

5. 胎先露及心脏搏动

6. 用于超声引导的介入性手术

1 级检查：标准或常规产科超声检查——包括对母体子宫、宫颈、附件、胎盘和胎儿解剖结构的评估。

2 级检查：专业/有针对性的产科超声检查——由有经验的产科超声医师进行详细的胎儿解剖结构检查。

胎儿形态评估

1. 胎头

测量 BPD 和 HC，同时评估透明隔腔（CSP）、丘脑、第三脑室和大脑外侧裂（经丘脑平面）。

侧脑室房部宽度（约 7.5mm 正常，＞10mm 异常）（经侧脑室平面）。

评估小脑蚓部、小脑延髓池（4～10mm）和第四脑室（经小脑平面）。

眼眶的形态和对称性（经眼眶平面）。

胎儿颅脑扫查在四个平面进行。

2. 脊柱

· 沿整个脊柱纵向扫查。

3. 胸部的显示

· 肺。

· 心脏位置。

· 四腔心切面。

· 左心室流出道（left ventricular outflow tract，LVOT）。

· 右心室流出道（right ventricular outflow tract，RVOT）。

4. 腹部

测量 AC（经胃泡和门静脉平面）。

观察胃泡、前腹壁、膀胱和肾脏。

经腹超声在 12 周左右可以看到正常的胎儿肾脏。

5. 四肢　观察四肢长骨及其长度（形态）。

准确测量 FL 的长度，需同时显示两个

干骺端。

染色体异常(遗传)筛查

21-三体综合征(唐氏综合征)

超声指标

主要指标

颈后皮肤褶皱增厚。

鼻骨发育不全/缺失。

扁平面容。

心脏异常。

十二指肠闭锁。

侧脑室扩张、短头畸形。

静脉导管 a 波反向。

次要指标

股骨和肱骨短、小指弯曲。

心室内强光点。

肠管回声增强。

肾盂扩张。

凉鞋趾——第 1 趾和第 2 脚趾之间的距离增大。

生化指标

早期妊娠

高水平游离 β-hCG。

低水平妊娠相关血浆蛋白 A(PAPP-A)。

中期妊娠

四联筛查。

1. 甲胎蛋白(AFP)。

2. 游离雌三醇(uE3)。

3. 抑制素。

4. β-hCG。

18-三体综合征(Edward 综合征)

宫内生长迟缓伴羊水过多。

中枢神经系统异常——草莓头、脉络丛囊肿、小脑和小脑延髓池异常。

神经管缺陷、心脏缺陷。

脐膨出。

双手紧握、示指叠指、并指、足内翻。

13-三体综合征(Patau 综合征)

中枢神经系统缺陷——前脑无裂畸形、Dandy-Walker 综合征、脑室扩张和小头畸形。

面裂。

神经管与心脏缺陷。

多指(趾)畸形。

肾畸形。

眼畸形。

特纳综合征(45 XO)

有隔的淋巴水囊瘤。

水肿。

心脏缺陷。

19

妊娠晚期

胎儿生物测量

胎儿超声测量值和估计胎儿体重（estimated fetal weight，EFW）与此胎儿的前期测量值进行比较，可纵向评估胎儿的生长情况。

在胎儿丘脑水平横切面测量双顶径（BPD）和头围（HC）（图 19.1）。

在胎儿上腹部肝脏最大横切面测量腹围（AC）（图 19.2）。

胎儿腹围的测量，难度最大，并且测量值变化范围较大。

FL——测量整个股骨骨干，不包括近端和远端骨骺，股骨长轴与超声声束垂直。

羊水评估

主观评估：比较胎儿周围的无回声液体区域与胎儿和胎盘所占据的区域。

客观评估：羊水最大垂直深度（maximum vertical pocket，MVP）——在没有脐带和胎儿肢体的部位测量羊水最大垂直深度。

羊水指数（amniotic fluid index，AFI）：测量妊娠子宫四个象限内最大羊水深度后求和。

过期妊娠的羊水（amniotic fluid，AF）量在短期内迅速下降。

EFW：最佳体重范围为 3000～4000g。

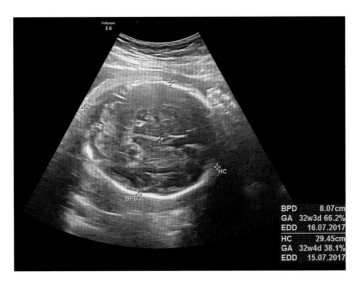

BPD	8.07cm
GA	32w3d 66.2%
EDD	16.07.2017
HC	29.45cm
GA	32w4d 38.1%
EDD	15.07.2017

图 19.1 妊娠晚期的 BPD 和 HC

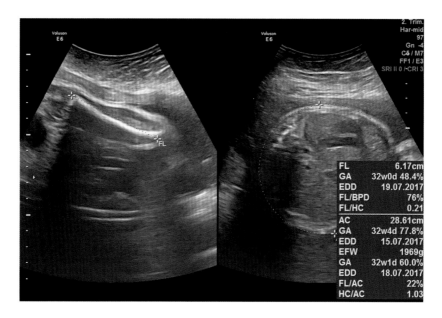

图 19.2 妊娠晚期的腹围和股骨长度

巨大胎儿:>4000g。易造成母婴创伤、肩难产伴臂丛神经损伤、胎儿围产期窒息、胎粪吸入和孕妇产后大出血(post-partum haemor-rhage,PPH)。

通常见于妊娠期糖尿病的婴儿。

20 胎儿畸形

头

1. 无脑畸形 胎儿颅盖骨缺失,眼眶上方未见脑实质(眼眶隆起,类似青蛙的眼睛),不影响胎儿存活。母体血清甲胎蛋白(maternal serum alpha-fetoprotein,MSAFP)升高(图20.1)。

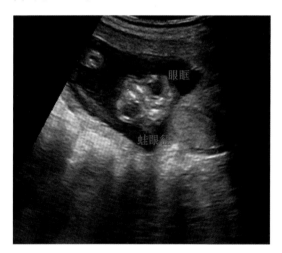

图20.1 无脑儿的蛙眼征

2. 小头畸形 胎儿头部和大脑比正常小。

3. 大头畸形 胎儿头增大,严重脑积水或颅内肿块(肿瘤/囊肿)。

4. 脑膨出 脑膜突出。

单独——脑膜膨出。

脑膜和脑组织——脑脊膜膨出通常是通过位于枕部的颅骨缺损(图20.2)。

5. 脑室扩大(脑积水) 见图20.3。

侧脑室房部宽度<10mm,正常。

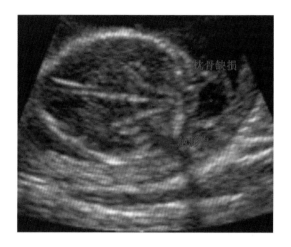

图20.2 枕部脑膨出

10～15mm,临界性扩大。

>15mm,重度脑室扩大。

6. 脉络丛囊肿 双侧通常为暂时性(图20.4),在妊娠中期(TM)结束时消失,为脑室脉络丛内的液性聚集。

7. 前脑无裂畸形

无叶:单个侧脑室与融合的丘脑形成的马蹄形。

半叶:额角与异常枕角融合。

叶状:难以诊断。

8. Dandy-Walker综合征(Dandy-Walker complex,DWC) 见图20.5。

经典的DWC。

严重小脑蚓部发育不全第四脑室增大。

脑积水。

Dandy-Walker变异型(DWV)(变异型)。

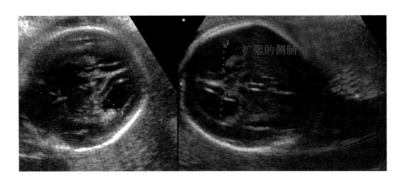

图 20.3 脑积水

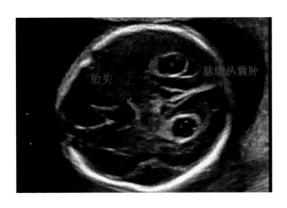

图 20.4 双侧脉络丛囊肿

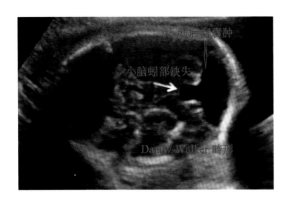

图 20.5 Dandy-Walker 畸形中颅后窝囊肿和小脑
蚓部缺失

轻度小脑蚓部发育不全。

第四脑室扩大,呈钥匙孔样。

鉴别诊断:Blake 囊肿——正常小脑蚓部。

9. 大枕大池 位于小脑蚓部水平的前

后径>10mm。

10. Chiari Ⅱ 颅后窝变小,小脑延髓
池消失,香蕉状小脑。

柠檬形的颅骨。

11. 在眼眶层面发现的异常

a. 眼距过近。

b. 独眼。

c. 眼距过远。

d. 小眼症。

e. 无眼畸形。

胎儿脊柱

在脊柱横切面上可以看到三个骨化中
心,一个位于椎体前方,两个位于椎板。它们
看起来像两只眼睛和一个鼻子的三个点(图
20.6)。

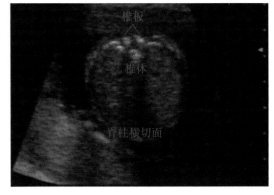

图 20.6 横切面中的正常脊柱

纵切面显示椎管的完整性(图20.7)。

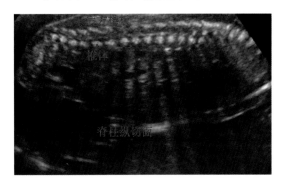

图20.7 纵切面中的正常胎儿脊柱

1. 脊柱裂

纵向扫查——椎体缺损处扩大。

轴向扫查——椎板侧移。

脊膜膨出——从脊椎缺损处突出的囊性结构(图20.8)。

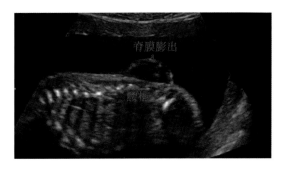

图20.8 腰椎脊膜膨出

2. 人鱼序列综合征(尾部退化综合征)

脊柱和骨盆不同程度的发育不全。

单侧/融合下肢。

单脐动脉(SUA)、肾发育不全(明显羊水过少)和肛门闭锁。

胎儿肺

轴位视图——为胎儿心脏周围的有回声的翼状结构。

1. CCAM U/L(先天性囊性腺瘤样畸形)

部分肺组织被发育不良的囊性组织所替代。

微囊性:非常小的囊肿。

大囊性:囊肿可表现为肺内的无回声区。

小:可自发消失。

大:可见纵隔移位。

2. 隔离肺 异常的肺组织,不能与正常的支气管树/肺血管交通。

在彩色多普勒超声上,可以直接看到来自降主动脉的供血血管。

3. 胸腔积液 胸腔内的无回声液体聚集,压迫胎儿肺。

单侧——可以是乳糜胸。

双侧——可以是心脏异常、感染、肺异常和水肿。

4. 膈疝 腹部器官通过膈肌缺损进入胸腔,并伴有纵隔移位。

胎心

心脏的四腔视图可以是心尖视图(图20.9):当胎儿心脏的心尖指向探头前方时。

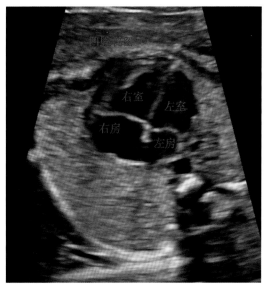

图20.9 胎儿心脏的四腔视图

横向视图:心脏轴垂直于超声波束。

合适的四腔心图像

1. 胃泡位于正常位置。

2. 心脏的 2/3 位于胸腔的左半部分。

3. 心尖向左(左位心)。

4. 至少有两条肺静脉进入左心房。

5. 大小相似的心房。

6. 房间隔卵圆孔不连续。

7. 三尖瓣略低于二尖瓣。

8. 心室壁厚度几乎相同,但形状不同。

左心室(left ventricle,LV):细长并到达心尖;右心室(right ventricle,RV):圆形(由于节制索)。

9. 室间隔(interventricular septal,IVS)未见连续中断。

从四腔视图到左心室流出道(left ventricular outflow tract,LVOT)。

探头向胎儿右侧肩方向轻轻旋转。

升主动脉起源于左心室。

右心室流出道(right ventricular outflow tract,RVOT)。

同样地,探头向胎儿左肩方向移动。

肺动脉起源于右心室,并与主动脉交叉。

三血管平面:上腔静脉(superior vena-cava,SVC)、主动脉和肺动脉的轴向切面;从四腔视图向上移动探头,可以得到位于胸腺后方的三血管平面。

在四腔心视图发现的异常

1. 心房异常

a. 单心房(房室通道)。

b. RA 增大(Ebstein 畸形)。

c. LA 增大(由于二尖瓣狭窄)。

2. 间隔缺损 可以看到较大的缺损。

3. 心室不均衡

a. LV 小(左心发育不良)二尖瓣闭锁导致。

b. RV 小(三尖瓣闭锁)。

c. RV 大(由于主动脉缩窄)。

d. LV 大(严重主动脉狭窄)。

流出道异常的诊断

LVOT:室间隔缺损。

RVOT:主动脉骑跨缺损。

肺动脉窄。

肺动脉直接起源于主动脉。

胎儿胃肠道(图 20.10)

正常轴向视图:

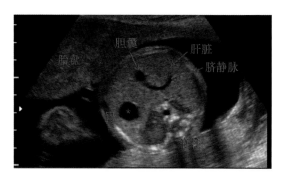

图 20.10 正常的胃泡、肝脏和脐静脉的肝内部分

上段

• 无回声胃泡。

• 肝回声及肝内脐静脉。

• 胆囊。

下段

• 肠回声。

1. 食管闭锁 胃不可见。

伴有羊水过多。

如果气管食管瘘(tracheoesophageal fistua,TEF)——胃部分充盈。

2. 十二指肠闭锁 胃和十二指肠近端扩张。

伴有羊水过多。

3. 回肠空肠梗阻 由于肠管扩张,在肝脏以下的腹部有多个囊性区域。

4. 脐膨出　在脐带插入水平的腹部缺损。

疝出物被薄膜覆盖。

插入部位可见华通胶囊肿。

伴有其他异常,预后较差。

5. 腹裂　缺损位于脐带插入的右侧。

没有被薄膜覆盖。

疝出物在羊膜腔内自由漂浮。

6. 腹水　由于腹腔充满液体,AC 增加。

泌尿生殖系统异常

轴向视图有助于显示正常的肾脏(图 20.11)和膀胱。

正常肾盂最大扩张可达 5mm。

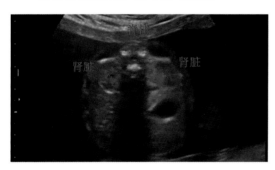

图 20.11　双侧正常胎儿肾脏

1. 双侧肾发育不全

肾脏和膀胱不可见。

与羊水过少有关。

肾动脉缺失。

2. 婴儿型多囊肾(polycystic kidney disease,PCKD)

双侧肾增大,回声增强。

严重的羊水过少。

3. 多囊性发育不良肾(multicystic dysplastic kidney,MCDK)

单侧肾脏增大,可见多个大小不等的囊肿。

4. 后尿道瓣膜(posterior urethral valve,PUV)

下尿路长时间梗阻。

常见于男性。

膀胱和输尿管明显扩张,伴有双侧肾积水(钥匙孔外观)。

羊水过少和肺发育不全。

5. 尿路梗阻

高位:肾盂输尿管连接部(pelvi-ureteric junction,PUJ)狭窄——肾盂和肾盏分级扩张,肾实质变薄。

中位:输尿管膀胱连接部(uretero-vesical junction,UVJ)狭窄/巨输尿管——不同程度的输尿管积水。

下尿路——PUV 伴膀胱输尿管反流(vesicoureteric reflux,VUR),尿道闭锁——膀胱扩张伴双侧肾积水。

可能会观察到钥匙孔的外观。

骨骼系统

长骨和四肢

肢体近端异常——影响股骨、肱骨。

肢体中段异常——胫骨、腓骨、桡骨和尺骨。

肢体远端异常——手,足。

整个肢体短小——完全发育不全。

异常弯曲的发育不良的骨头。

骨骼缩短和弯曲(电话筒样)。

畸形足。

脊柱和胸部

脊柱侧弯或半椎体导致的脊柱异常。

胸部发育不良(伴有肺发育不良)——新生儿死亡。

头

骨性连接→形状异常。致死性发育不良中最常见的是三叶草形颅骨(图 20.12)。

前额隆起。

小下颌畸形。

骨化程度

低骨化→薄而透明的骨骼,伴有成骨不全和低磷酸酶。

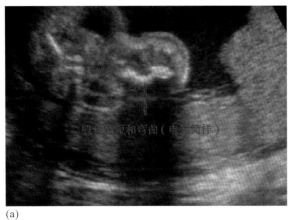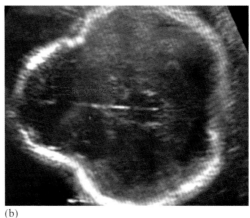

(a)

(b)

图 20.12 (a)和(b)致死性发育不良患者的电话筒样长骨和三叶草形颅骨

21 胎 盘

引言

在超声检查时,最早在妊娠 10 周,可以看到妊娠囊周围增厚的高回声的胎盘组织。

胎儿面胎盘——叶状绒毛膜由孕早期的囊胚发育而来。

母体面胎盘——底蜕膜由母体子宫组织发育而来。

在妊娠 12－13 周时,胎盘的血流信号明显。

在妊娠 14－15 周时,可以清晰地看到胎盘的轮廓。

胎盘后的低回声区域,由蜕膜、子宫肌层和子宫血管组成。

正常足月胎盘的长度为 15～20cm,厚度最大为 4～5cm,足月时重 400～500g。

胎盘小——相对于胎儿孕龄,胎盘较小。

宫内生长迟缓(intrauterine growth retardation,IUGR)的征象。

胎盘增厚(胎盘肥大)。

均匀增厚。

1. 糖尿病(妊娠期)
2. 贫血
3. 水肿
4. 感染
5. 非整倍体

胎盘不均匀增厚(伴有多发囊性间隙)

1. 胎儿三倍体
2. 胎盘出血
3. 胎盘绒毛炎

4. 间质发育不良
5. Beckwith-Wiedmann 综合征

胎盘的分级——Grannum 分级(图 21.1 和图 21.2)。

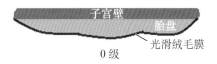
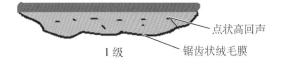
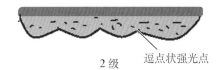
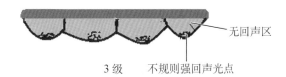

图 21.1 胎盘成熟度的分级

0 级——早孕期和中孕早期,胎盘实质回声均匀一致。

1 级——中孕晚期,胎盘实质出现散在增强光点。

2 级——晚孕早期,沿基底层线状排列的钙化。

3 级——晚孕晚期,胎盘内绒毛板切迹加深,出现粗大钙斑。

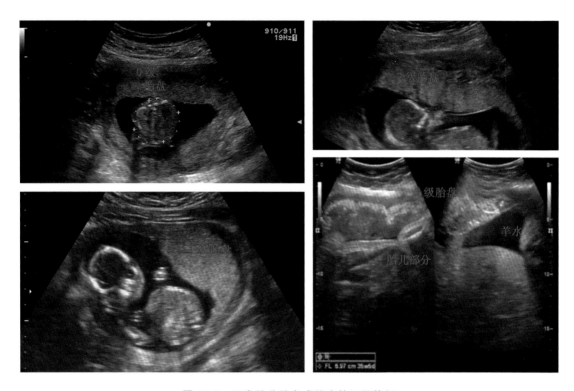

图 21.2　正常胎儿胎盘成熟度的不同等级

加速胎盘成熟的因素——与高血压、子痫前期、宫内发育迟缓和吸烟有关。

叶状/双叶胎盘——两个大小几乎相同的独立胎盘。

副胎盘——副胎盘在距离主胎盘有一定距离的胎膜上发育。

以上两种胎盘形态易导致血管前置和产后出血发生。

轮状胎盘——绒毛膜板（胎儿侧）小于基底层（母体侧）。

胎盘囊性/无回声区

1. 绒毛间血栓——直径 1～2cm。

2. 蜕膜间隔囊肿——直径<3cm。

3. 胎盘血池。

除非出现 Rh 血型不合或母体血清甲胎蛋白（maternal serum alphafetoprotein，MSAFP）升高，否则胎盘内无回声区临床意义不大。

胎盘血肿——无血流信号的低回声区（图 21.3）。

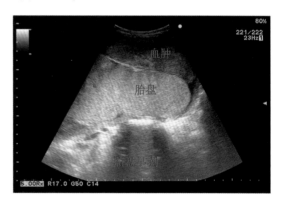

图 21.3　胎盘后血肿

1. 绒毛膜下/边缘。

2. 胎盘前方/羊膜下。

3. 胎盘后方。

当血肿范围较小时，临床意义较小。

胎盘早剥

巨大的胎盘后血肿,使胎盘抬高并与子宫壁剥离。

患者表现为突然腹痛并伴有阴道出血。

鉴别诊断——低回声的子宫肌瘤和子宫肌壁收缩。

胎儿分娩后,胎盘与子宫的异常黏附可能不会剥离。

既往剖宫产史和前置胎盘易导致胎盘粘连的发生。

类型

胎盘粘连——植入胎盘绒毛穿透蜕膜,但不穿透子宫肌层。

胎盘植入——绒毛穿透蜕膜和子宫肌层,但不穿透浆膜。

穿透性胎盘植入——绒毛穿透子宫肌层、浆膜,并可与膀胱等相邻器官相连。

出血

急性	(0~48h)	高回声
亚急性	3~7d	等回声
慢性	1~2周	低回声
	>2周	无回声

前置胎盘

前置胎盘:胎盘下缘靠近宫颈内口(图21.4)。

这是妊娠晚期出血的主要原因。

低置胎盘——胎盘下缘附着子宫下段(lower uterine segment,LUS),通常距离宫颈内口>2cm,没有覆盖或到达宫颈内口。

应在膀胱适度充盈的情况下进行评估。

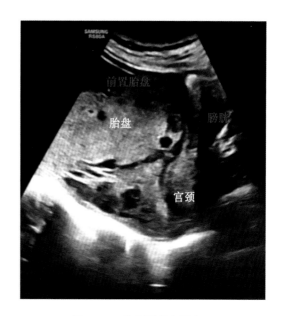

图 21.4 胎盘覆盖宫颈内口

膀胱过度充盈,导致子宫下段前后壁贴近,出现前置胎盘假阳性。应在排尿后适度充盈膀胱的情况下重新评估。

边缘性前置胎盘——胎盘下缘到达宫颈内口边缘,但没有完全覆盖宫颈内口。

部分性前置胎盘——胎盘下缘部分覆盖扩张的宫颈内口。

中央性前置胎盘——胎盘的中间部分,不仅仅是边缘,完全覆盖宫内口。

完全性前置胎盘:部分胎盘完全覆盖子宫颈内口。

膀胱的过度充盈或子宫下段局限性收缩可能造成前置胎盘的假象。因此怀疑前置胎盘时,应在排尿后适度充盈膀胱时进行评估。

胎盘绒毛膜血管瘤

胎盘的良性肿瘤。

超声表现:

• 胎盘胎儿面、脐带插入部位附近出现的边界清晰、圆形、低回声/不均匀回声肿块(图 21.5)。

• 血管中度增多。

• 鉴别诊断:血肿、绒毛膜下纤维蛋白沉积和邻近的平滑肌瘤退行性改变。

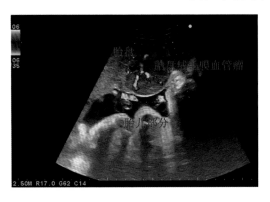

图 21.5　胎盘绒毛膜血管瘤

22 羊 水

引言

羊水（amniotic fluid，AF）代表了一种平衡：

1. 羊水产生机制　胎儿尿液、口鼻和肺分泌物。

2. 羊水进入羊膜腔的机制　母体血浆通过胎膜进入羊膜腔，胎儿体内水分等通过高渗透的胎儿皮肤进入羊膜腔。

3. 羊水摄取机制　胎儿吞咽。

胎儿排尿是妊娠晚期羊水的主要来源。

在慢性重度胎盘功能不全的孕妇中，胎膜吸收的增加导致羊水最大深度（AFV）的减少。

羊水中出现的回声是羊水中存在胎粪或胎脂颗粒。

通常与不良妊娠结局无关。

功能

1. 缓冲外界压力。

2. 允许胎儿有足够的空间生长，有利于胎儿发育。

3. 保持宫内环境温度的恒定。

4. 有助于预防感染。

5. 胚胎发育的营养来源。

羊水指数测量

在耻骨联合和子宫底之间，用垂直的矢状中线和横线将子宫分成四个象限（图22.1）。

寻找宫腔最深羊水池，羊水中不能有脐带和胎儿肢体，探头垂直于床面，测量最大羊水深度。

最大垂直羊水深度（maximum vertical pocket，MVP）。

>2cm，正常。

1～2cm，羊水减少。

<1cm，羊水过少。

>8cm，羊水过多。

在四个象限中的每个象限重复该过程，测量值相加＝AFI。

如果 AFI<8cm，重复测量 3 次并取平均值。

正确评估羊水量的障碍

1. 胎位的改变，影响羊水量（amniotic fluid volume，AFV）的测量。

与横位胎儿相比，位于宫腔中心的胎儿，羊水量的测量可能会更高。

2. 由于使用探头时过大的压力作用到孕妇腹部，导致羊水量测量的假性降低。

3. 在评估羊水量时，应在排除脐带后测量。

多普勒成像技术有助于识别脐带回声。

4. 孕妇腹部脂肪层会散射超声波声束，并可能导致羊水中出现点状回声。因此肥胖患者可能因为超声伪像使得羊水测量偏少。

降低探头频率有助于正确估计羊水量。

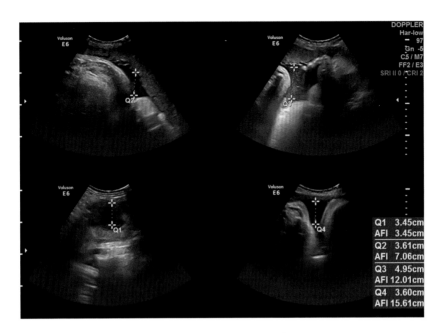

Q1	3.45cm
AFI	3.45cm
Q2	3.61cm
AFI	7.06cm
Q3	4.95cm
AFI	12.01cm
Q4	3.60cm
AFI	15.61cm

图 22.1 羊水指数的测量方法

5. 在妊娠晚期,由于胎儿皮脂造成的羊水中游离漂浮颗粒使得羊膜腔的显示不那么明显。

羊水过少

羊水量减少的情况。

妊娠中晚期羊水量<300～500ml。

最大垂直羊水深度<1～2cm。

羊水指数<5cm。

原因

1. 胎儿泌尿系异常,如双侧肾发育不全、后尿道瓣膜、Potter 序列征等。

2. 子宫胎盘功能不全引起的 IUGR。

3. 胎膜早破。

4. 过期妊娠。

5. 药物因素(前列腺素抑制药、血管紧张素转换酶抑制药)。

羊膜结节——与严重羊水过少、肺发育不全和肾发育不全相关。

超声表现

羊膜腔内液体减少(图 22.2)。

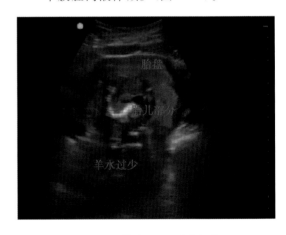

图 22.2 羊水不足,胎儿拥挤

胎儿在宫腔内处于拥挤状态。

胎儿部分和羊水之间的界面显示不佳。

胎肺发育不全的风险增高。

羊水过多

羊水过多,胎儿漂浮在羊水中(图 22.3)。

羊水量＞1500～2000ml。

最大垂直羊水深度＞8cm。

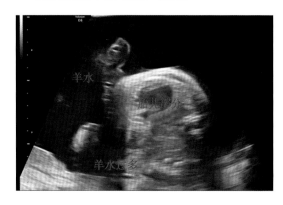

图 22.3 羊水过多

羊水指数＞24cm。

急性→在几天内出现羊水量增加;通常发生在妊娠中期。

慢性→在妊娠晚期逐渐发生。

原因

1. 孕妇妊娠期糖尿病。

2. 胎儿成红细胞增多症。

3. 胎儿消化系统异常,如食管和十二指肠闭锁。

4. 胎儿中枢神经系统异常——无脑儿等。

5. 胎儿心血管异常。

6. 胎儿肌肉骨骼异常。

先天性中胚层肾瘤和肾盂输尿管连接部梗阻可能与羊水过多有关。

23 脐带与生物物理评分概述

引言

解剖

第一次观察到脐带是在 8 周时,直径<2cm,是一个直的比较厚的结构。

脐动脉起自胎儿髂内动脉。在新生儿,它成为膀胱上动脉和脐内侧韧带。

脐静脉将含氧血液从胎盘通过静脉导管、下腔静脉,再进入心脏从而输送至胎儿。

单根左脐静脉将成为圆韧带并附着于左侧门静脉。

静脉导管成为新生儿的静脉韧带。

尿囊与膀胱发育有关,发育成为脐尿管和脐正中韧带。

卵黄管连接原始肠道和卵黄囊。成对的卵黄血管沿着卵黄管向卵黄囊提供血液供应。

脐带通常插入胎盘的中央部分,也可在边缘附近插入。

帆状插入——脐带插入点超出胎盘边缘,位于胎膜上。

胎儿血管前置——脐带血管横穿宫颈内口。自然分娩时可导致血管意外破裂,这可能是致命的。应该采取计划剖宫产分娩。

脐带的平均长度——59cm(22～130cm)

短脐带可能是一种非整倍体、严重的 IUGR 等。

脐带过长,可因脐带过度卷绕、真结、脐带脱垂和脐带绕颈多圈而导致胎儿窒息。

脐带内通常包含两条动脉和一条静脉。脐带的血管被华通胶包围着。

应排除单脐动脉(single umbilical artery,SUA)、脐带囊肿、脐疝、血肿和肿块。

脐带绕颈

脐带缠绕在胎儿颈部(图 23.1)。

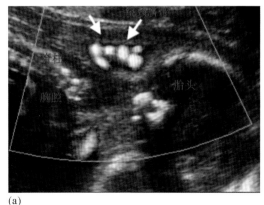
(a)

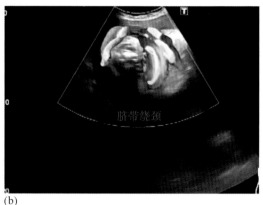
(b)

图 23.1 (a)和(b)显示了环绕颈部的脐带环

偶然发现的一圈脐带绕颈,对胎儿危害较小。

颈后/周两周绕颈,彩色多普勒清晰可见。如果妊娠期羊水过少、IUGR、妊娠后期胎动减少,有时需要密切监测和剖宫产。

生物物理评分概况——BPP（Manning 评分）

正常情况下,每项 2 分,共 10 分。8～10 分视为正常（表 23.1）。

表 23.1　生物物理评分概况

胎儿呼吸	在30min 内,至少出现 1 次,持续 30s
胎儿运动	在30min 内,至少做 3 次肢体/脊椎运动
胎儿肌张力	在30min 内,至少做 1 次肢体/脊柱伸展,再恢复屈曲
胎心率（NST 无激惹试验）	2 次每分钟 15 次以上的加速,持续时间>15s
羊水指数（AFI）	正常 AFI >6

24 妊娠滋养细胞肿瘤

引言

种类

- 葡萄胎——完全性葡萄胎（complete hydatidiform mole，CHM）和部分性葡萄胎（partial hydatidiform mole，PHM）（表 24.1）。
- 侵蚀性葡萄胎（恶性葡萄胎）。
- 完全性葡萄胎与活胎并存。

- 绒毛膜癌。
- PSTT——胎盘部位滋养细胞肿瘤。

临床特征

阴道出血。

子宫增大超过相应孕周。

hCG 水平异常增高。

阴道排出水泡样胎块。

母体血清甲胎蛋白（maternal serum alpha-fetoprotein，MSAFP）水平低。

表 24.1　完全性葡萄胎和部分性葡萄胎之间的区别

完全性葡萄胎	部分性葡萄胎
通常二倍体（46XX）	通常三倍体（69XXY）
由于父系转录基因的过度表达和母系转录基因的丢失	由于父系转录基因的过度表达
无胎儿组织和弥漫性胎盘改变	有胎儿组织同时胎盘中有水泡样囊性改变
精子与空卵子结合	两个精子与正常卵子结合

影像

超声表现

增大的子宫腔内充满不均匀肿块，囊泡大小不一（外观呈葡萄样）（图 24.1）

- 完全性葡萄胎无胎儿发育。
- 增大的卵巢中出现黄素化囊肿。
- 侵蚀性葡萄胎的病例中可见肌层侵犯。

- 绒毛膜癌由不均匀团块伴出血和坏死组织组成。

诊断

金标准是组织病理学检查。

免疫组织化学有助于鉴别诊断。

β-hCG 水平高于预期。清除胚胎组织后，高水平持续 6 个月以上。

在监测 hCG 水平的同时，建议采取可靠的避孕措施。

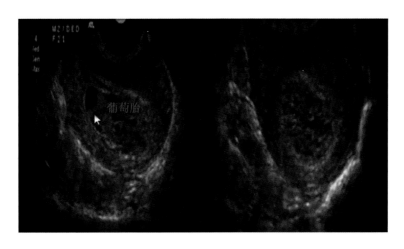

图 24.1　增大子宫内的葡萄胎

人胎盘催乳素（human placental lacto-gen，HPL）轻度升高。

绒毛膜癌

侵犯、快速的增长。

阴道出血，hCG 水平高。

超声表现——子宫增大，宫腔内实性回声肿块伴小囊性回声。

伴有黄素化囊肿。

出血、坏死、血管侵犯和远处转移常见。应建议做胸片。

侵蚀性葡萄胎

恶性葡萄胎。

胎盘部位滋养细胞肿瘤

生长缓慢，出现转移性病变，死亡率高。

化疗耐药。

治疗

采用子宫腔吸引术，而不是快速刮宫，可降低穿孔风险。

对持续性妊娠滋养细胞肿瘤（persistent gestational trophoblastic neoplasia，pGTN）病例，应进行连续监测 hCG 水平。一些病例可能需要化疗。

25 异位妊娠

定义：发生在子宫腔外的妊娠。

经典临床三联征：仅在 45% 的病例中可见。

疼痛。

阴道异常出血。

可触及附件肿块。

其他临床特征：

停经史。

附件区压痛。

宫颈抬举样痛。

高危因素

1. 输卵管异常。

2. 既往输卵管妊娠史。

3. 输卵管重建手术后。

4. 盆腔炎（如输卵管衣原体炎）。

5. 宫内节育器（intra-uterine contraceptive device，IUCD）。

6. 产妇因素（年龄和胎次的增加）。

7. 剖宫产史。

特殊情况

• 宫内妊娠和异位妊娠并存

• 促排卵和人工受精增加了多胎妊娠的风险

• 与 β-hCG 水平相关

超声表现

1. 宫内无妊娠囊声像，内膜增厚，有时可见子宫内膜分离，形成假孕囊（图 25.1）。

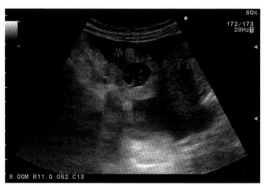

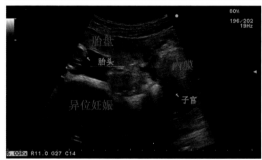

图 25.1　子宫腔外的异位妊娠

（对照宫内妊娠为双蜕膜征的双环征结构）

2. 附件压痛。

3. 附件区较大、回声杂乱肿块（可能是子宫外孕囊、血肿）。

4. 肝肾间隙有游离液体（外科医生应紧急处理）。

5. 附件中的活胚胎。

6. 异位妊娠输卵管环。

• 由异位妊娠滋养细胞在绒毛膜囊周围形成同心环。

• 双环征常见于血肿内，血肿可以局限

在输卵管内也可以延伸至输卵管外。

- 双环的回声更强。
- 滋养层周围血流——高速低阻,低阻力指数(resistive index,RI)和低搏动指数(pulsatility index,PI)。

鉴别诊断:

a. 黄体囊肿——位于卵巢组织边缘内,回声较低。

b. 肠管。

c. 输卵管积水。

7. 盆腹腔积血:伴点状回声游离液体或后穹隆内血块。

位置

输卵管正常时,受精卵 1 周内会到达子宫腔。

1. 输卵管壶腹/峡部

2. 间质部(壁内段) 胚胎植入圆韧带外侧。

破裂后。

导致大量腹腔内积血,死亡率很高。

间质线征——从子宫角内膜延伸至宫角外侧孕囊的细线状回声。

3. 剖宫产术后子宫瘢痕处妊娠

有剖腹产史的无痛阴道出血。

子宫下段剖宫产切口处(lower uterine segment,LUS)植入妊娠囊,子宫肌层局部变薄。

4. 宫角妊娠 是一种少见的位于子宫角附近的妊娠(近异位)。胚胎植入子宫腔外侧角、子宫输卵管内侧交界处和圆韧带内侧,可进展至足月或可能发生流产。其他部位妊娠如卵巢、腹腔妊娠(罕见部位)。

5. 治疗

腹腔镜检查用于明确诊断。

保守手术。

输卵管切开术。

手术切除患侧输卵管。

药物治疗——甲氨蝶呤(静脉/肌肉/口服——降低 β-hCG 水平)。

26 多胎妊娠

双卵双胎

由两个独立的受精卵形成(图 26.1)。

每个胚胎都有各自的羊膜、绒毛膜和卵黄囊。

双绒毛膜/双胎妊娠(dichorionic/diamniotic,DC/DA)。

两个胎盘或一个融合的胎盘。

单卵双胎

由单个受精卵分裂而成。

DC/DA

受精卵在受精后的前 3d 分裂。

两个胚胎,两个羊膜和两个绒毛膜。

两个胎盘或一个融合胎盘。

MC/DA

分裂发生在受精后 4～8d。

两个胚胎,两个羊膜,两个卵黄囊在一个绒毛膜囊里。

一个胎盘。

MC/MA

受精卵在受精后的第 8 天后分裂。

一个羊膜囊和一个绒毛膜囊的两个胚胎。

联体双胞胎

原始胚盘分裂不完全。

原始胚盘在受孕后第 13 天后分裂通常不完全。

在双绒毛膜双胞胎中,绒毛膜囊之间有较厚的间隔。

λ 征/绒毛膜峰征:两个绒毛膜囊之间的间隔较厚,并延伸至双胎之间(图 26.2)。

T 征

MC/DA 双胞胎

当两个相对的薄羊膜靠近胎盘中部时形成 T 形连接(图 26.3)。

MC/MA:双胎之间间隔缺失。

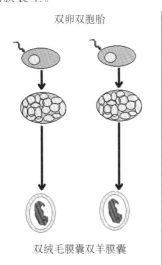

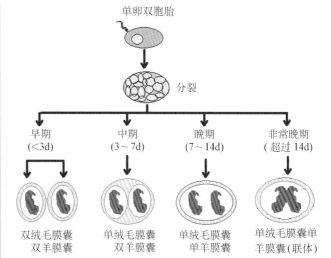

图 26.1　双胎妊娠中受精卵分裂成不同类型双胎

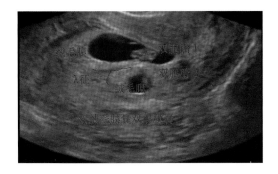

图 26.2　双绒毛膜妊娠的 λ 征/绒毛膜峰征

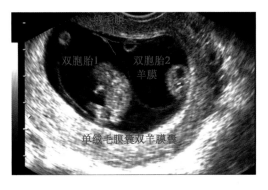

图 26.3　单绒毛膜囊双羊膜囊双胎妊娠中的 T 征

双胎输血综合征

单绒毛膜囊双胎由于胎盘血管间的吻合引起的一系列严重的并发症。

由于胎盘血管间的吻合导致一个胎儿的血流通过吻合血管输送给另一个胎儿。

其中一个胎儿（供体），小，贫血，羊水过少。

另一个胎儿（受体），大，羊水过多，容量负荷大，心力衰竭。

双胎反向动脉灌注序列征（无头无心反向灌注）

见于单绒毛膜双胎。

胎盘内动脉-动脉和静脉-静脉连接。

一个胎儿是正常的，另一个是无心畸胎（无定形组织块），造成很大的心血管负担，导致正常胎儿羊水过多和心力衰竭。

27 水肿与胎儿宫内死亡

胎儿细胞外液在至少两个体腔或组织中的异常积聚。

超声表现

胎儿腹水、胸腔积液和心包积液。

皮下水肿、头皮和体壁水肿(图 27.1)。

胎盘增厚。

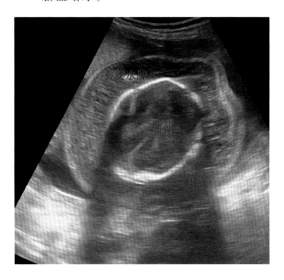

图 27.1　胎儿的头皮水肿

病因

免疫性——Rh 同种异体免疫。

非免疫性——其他疾病,如 CVS、GIT 和母体因素。

Rh 同种免疫——胎儿红细胞渗入母体循环。母体抗 Rh IgG 抗体形成,穿过胎盘,导致胎儿 Rh 红细胞溶血(胎儿成红细胞增多症)。

胎儿宫内死亡的超声表现

妊娠 20 周后称为胎儿死亡。妊娠 20 周前称为流产。

特征

1. 无胎心搏动(fetal heart rate,FHR)

2. 无胎动

3. Spalding 征——颅骨重叠(图 27.2)

4. 软组织水肿(皮肤厚度＞5cm)——又称为 Deuel 征(光晕征)

5. 胎儿变形

6. Robert 征——胎心内气体影

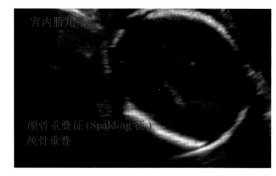

图 27.2　宫内死亡胎儿颅骨重叠声像图

28 | 宫颈功能不全

引言

宫颈表现为中等回声的软组织结构。

宫颈管呈无回声线（黏液塞），周围被低回声宫颈腺体包围。

宫颈长度：正常宫颈长度＞3cm（从宫颈内口至宫颈外口的宫颈管长度）。

宫颈宽度：宫颈内口与宫颈外口之间中点处宫颈的前后径（AP）。

子宫颈逐渐消失和缩短通常始于妊娠30周左右。

在多胎妊娠中，子宫颈从妊娠20周开始就变短。

妊娠≤24周时，宫内口变宽且宫颈长度＜2.5cm，称为宫颈功能不全。

影像

超声表现

- 据报道，宫内口呈漏斗状是早期征象（图28.1）。

可见胎膜膨出/凸出，进入宫颈内口＞3mm。

孕25周前，漏斗比例＞50％的孕妇早产风险＞75％。

- 宫颈管缩短（从宫颈内口至宫颈外口）。

- 宫颈管扩张，严重的情况下，羊膜囊可能通过宫颈脱出（图28.2）进入阴道

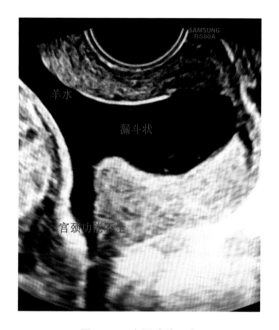

图 28.1　宫颈功能不全

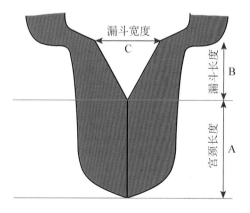

$$漏斗的比例 = \frac{B}{A+B}$$

图 28.2　宫颈测量

（膨出的羊膜）。

不完全扩张的子宫颈使膨出的囊腔变窄,形成沙漏状。

超声可以显示羊膜囊的形态。

早产风险增加

宫颈应力实验可早期诊断宫颈功能不全。对宫底加压会导致宫颈内口呈漏斗状,而这在正常情况下是不存在的。

影响因素

- 膀胱过度充盈压迫宫颈,使宫颈管内液体消失,掩盖了真正的宫颈扩张,导致宫颈假性变长。
- 低回声的宫颈管可能与疝出的羊膜相混淆。
- 宫颈功能不全是一个动态过程。因此,应连续观察宫颈数分钟。
- 有时,子宫下段(lower uterine segmen,LUS)收缩可能会出现宫内口开放的假象。然而,在子宫下段收缩时,宫颈内口是关闭的。收缩放松后可重复扫查。

治疗

采用 Shirodkar 和 MacDonald 技术在宫颈上应用荷包线缝合进行宫颈环扎术。

在经阴道超声(transvaginal sonography,TVS)检查中,宫颈长度<2.5cm 是干预的分界线。

其他

子宫肌瘤

子宫肌瘤可见于怀孕的女性。可能会导致妊娠早期出血。如果多发可能会阻塞分娩通道,增加早产的风险,需要剖腹产。也可能

导致流产。

局灶性子宫肌层收缩(Braxton-Hicks 收缩)

可见子宫肌层局部短暂增厚,类似于肌瘤。可能持续数秒、数分钟或数小时。可以通过重复检查鉴别(图 28.3)。

瘢痕厚度

剖宫产后计划阴道分娩(vaginal birth after caesarean,VBAC)是一个比较困难的选择,取决于先前剖宫产(剖腹产)的瘢痕厚度。

当胎儿头位时(>36 周),沿着子宫下段的正中矢状面测量最有效。

在膀胱-肌层界面处测量子宫下段的最薄区域。子宫下段的厚度随着妊娠的推进而减小。剖宫产手术后,瘢痕厚度的临界值为3.5mm。

子宫破裂的风险与节段变薄成正比。

黄体功能不全

导致早孕失败。

发生的原因是着床后,黄体不能充分支持胚胎。

定义为相对于月经周期,子宫内膜组织学发育延迟>2d。

病因:因诱导促排卵和体外受精导致黄体期缩短。肥胖和年龄>37 岁是危险因素。

检查发现:

低 FSH/LH。

黄体产生激素减低/异常。

子宫内膜对孕酮的反应降低。

黄体期未受孕女性的卵巢内动脉。

正常女性 RI<0.47。

黄体功能不全女性的 RI>0.5。

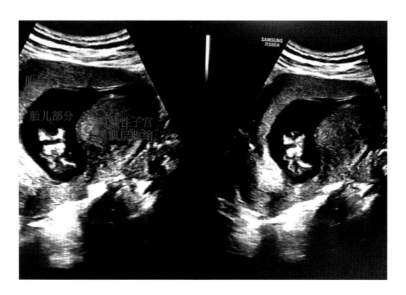

图 28.3 子宫肌层收缩，类似于肌瘤

29 不孕不育

不孕不育,指夫妻双方有正常性生活,未采取避孕措施而持续超过1年仍未怀孕。

原发性——从未怀孕。

继发性——有过怀孕史。

卵巢

需要考虑的因素有如下。

1. 卵巢卵泡发育障碍。

2. 排卵障碍。

3. 黄体功能障碍。

4. 相关卵巢病变,如良性囊肿(单纯性/复杂性皮样囊肿/纤维瘤)。

卵泡监测:最好通过经阴道超声(transvaginal sonography,TVS)完成。

自然周期。

人工周期。

从月经周期第 10 天开始,观察发育中/优势卵泡,同时评估雌激素水平。预测排卵(卵丘的存在)。

在一个 28d 的月经周期中,排卵大约发生于月经周期的第 14 天。卵泡破裂,卵泡壁有凹陷,卵泡液排空,卵丘-卵母细胞复合体与道格拉斯腔(pouch of Douglas,POD)中液体聚集。

正常周期中,排卵后黄体发育。

黄体囊肿——直径 2.5~4cm。

血体——充满血块的黄体。

白体→卵巢高回声结构。

黄体的生长与黄体血管和血清孕酮浓度成正比。

病因

1. 优势卵泡的缺乏/或排卵前雌激素水平低。

2. 排卵失败

厚壁卵母细胞/卵丘复合体挤压,导致排卵前卵泡破裂失败。[未破裂卵泡黄素化综合征(LUF 综合征)]

卵泡壁上的毛细血管破裂,并将血液外渗至卵泡腔。[出血性无排卵的卵泡(hemorrhagic anovulatory follicle,HAF)]

与基础体温和月经中期孕酮水平相关。

卵巢子宫内膜异位——卵巢内有功能性的子宫内膜组织。

超声声像图显示——局限性囊性或低回声病变。

皮样囊肿——混合性肿块伴头结节(冰山一角征)。

卵巢多囊样改变

• 卵巢体积 $>9\sim11cm^3$。

• $>10\sim12$ 个卵泡,直径 $2\sim8mm$,呈珍珠项链样位于卵巢周边,这些卵泡处于低 FSH 的停滞阶段。

• 子宫内膜增厚,回声增强。

多囊样卵巢:

杂乱分布的多个卵泡。不规则的排卵模式,如过早绝经、月经初潮不久或绝经前状态。见于厌食症患者,卵巢轻度增大。

卵巢过度刺激综合征（OHSS）：

促性腺激素诱导排卵的并发症。常合并胸腔积液和心包积液（表 29.1）。

表 29.1 卵巢大小与 OHSS 的严重程度

严重程度	轻度	中度	重度
卵巢大小	>5cm	5～10cm	>10cm,有大囊肿

正常的自然周期

在超声声像图上：发育中的卵泡直径为 3～5mm。

黄体生成素高峰前 7d→1～2 个卵泡发育到约 10mm,出现 1 个优势卵泡。

排卵前 5d→优势卵泡以每天 2～3mm 的速度生长。

排卵前→直径可达到 17～25mm。

人工周期

适用于

1. 不孕症患者无排卵。

2. 能够正常排卵的患者,在前进行体外受精-胚胎移植/输卵管内移植（IVF-ET/GIFT）时,增加可采集的卵母细胞数量。

枸橼酸克罗米芬和人尿促性腺激素（hMG）可诱导周期。

从月经周期的第 10 天开始,患者每隔一天检查一次。

从第 7～8 天开始接受 IVF-ET 的患者每天进行超声检查,以监测卵泡发育。

经阴道彩超是预测 hCG 排卵诱导剂量最佳给药时间的首选方法。

人绒毛膜促性腺激素最好在卵泡达到 15～18mm 时使用。

子宫

解剖因素——粘连、先天畸形和平滑肌瘤。

生理因素——子宫内膜对激素刺激缺乏正常的生理反应。

1. 子宫内膜粘连 子宫内膜腔内的回声带或被囊腔包围的不规则子宫内膜。

2. 肌瘤（平滑肌瘤） 不均匀的低回声病变,伴有钙化/囊性区,并伴有后方衰减。

如果位于宫角→阻塞输卵管。

如果位于宫腔内→可能影响着床。

3. 子宫内膜息肉 宫腔内的高回声肿块,伴供血血管。

4. 子宫腺肌病 子宫肌层回声不均匀,伴有囊性改变和栅栏样回声改变。未见明显异常血管。

5. 非结核性慢性子宫内膜炎 子宫内膜不随着卵泡期的进展而增厚。

6. 子宫内膜钙化 超声声像图显示子宫内膜回声增强,回声强度同宫内节育器。

输卵管因素（输卵管/输卵管病变）

由于周围环境的原因,通常无法正常显示。子宫输卵管造影（hysterosalpingography,HSG）对输卵管有较好的显影效果。

输卵管将精子从子宫运送到壶腹部。

将卵子从伞端引导至壶腹部。

形成早期胚胎。

将胚胎从壶腹部运送到子宫腔并着床。

正常输卵管长 8～15cm。

最常见的不孕原因→输卵管病变。

1. 输卵管阻塞、感染、子宫内膜异位症。

2. 结节性峡部输卵管炎（salpingitis isthmica nodosa,SIN）——输卵管近段 2/3 有多发性小憩室。

3. 输卵管痉挛（输卵管间质部被子宫平滑肌包裹）。

解痉药→肌肉松弛→输卵管造影时输卵管管腔显影。

4. 结核性输卵管炎——伴淋巴结钙化。

5. 输卵管积水——扩张的输卵管→囊性、低回声的管状外观,伴有不完全分隔。

输卵管积脓——输卵管周围组织粘连→附件区包裹性积液。

先天性畸形——苗勒管发育异常,苗勒管异常(Mullerian duct anomalies,MDA)与肾脏和脊柱异常相关,应对肾脏和脊柱进行评估。

1. 不发育/发育不全——MRKH(Mayer Rokitansky Küster Hauser,MRKH)综合征。

发育不全的子宫指子宫颈长度与子宫体长度之间比例正常,而幼稚子宫的宫颈长于子宫体。

2. 单角子宫

常发生自然流产和早产。

胎儿存活率低:

仅单角不伴残角。

单角伴对侧残角。

—无内膜型。

—有内膜型→子宫内膜组织逆行排出,子宫内膜异位症发生率高。

在超声上很难诊断,可能被误认为小包块。

3. 双子宫——成功妊娠的可能性高。

4. 双角子宫(图 29.1)

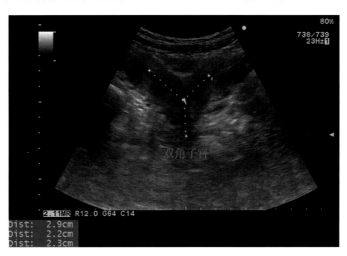

图 29.1 双角子宫

• 角间距离>4cm。

• 宫底凹陷>1cm

• 钝角>105°

• 子宫颈功能不全。

不全双角子宫为双侧宫角从宫颈内口之上的部分开始分离;完全双角子宫从宫颈内口处开始分离。

5. 纵隔子宫——最常见

• 角间距离<4cm。

• 宫底凹陷<1cm。

• 锐角<75°。

• 治疗方法为宫腔镜下隔膜切除术。

• 与受孕失败有关。

MRI能更好地鉴别这些异常。

6. 弓形子宫→对生育能力没有影响。

7. 己烯雌酚(DES)相关的子宫畸形。

30 孕前产前诊断技术

印度于 1994 年首次颁布了《产前诊断技术法》,随后于 2003 年修订为《孕前产前诊断技术法》。

这项法案,规定禁止性别选择(怀孕前或怀孕后),并对产前诊断技术进行监管,以防止其在印度被滥用于性别鉴定,导致女性胎儿被引产。

规则:

1. 任何人不得以言语、手势或任何其他方式将胎儿性别告知孕妇或其亲属。

2. 所有机器和诊断实验室必须由相关机构进行强制性注册。

3. 表格 F 应妥善填写,并于次月第 5 日前提交给相关部门。

4. 所有记录应至少保存 2 年,并可供相关部门检查。

5. 超声检查机器不应出售给未根据法案注册的任何人。

6. 登记证不可转让。如所有权发生变更,新所有人应重新申请注册证书。

7. 注册证书有效期为 5 年。

8. 在病房和医院内,应以英语和当地语言展示"禁止胎儿性别鉴定"的标志牌。

表格 A——遗传咨询中心、遗传实验室和遗传诊所的注册/注册续期申请。

表格 B——注册证书。

表格 C——拒绝注册申请或注册续期。

表格 D——记录须由遗传咨询中心保存。

表格 E——表格电子记录须由遗传实验室保存。

表格 F——遗传诊所/超声检查室/影像中心保存的记录(孕妇的姓名、地址、门诊号和完整病志)。

表格 G——介入性手术知情同意书。

表格 H——根据《孕前产前诊断技术法》,申请批准或拒绝注册或更新的记录需永久保存。

参考文献

[1] P. W. Callen, Ultrasonography in Obstetrics and Gynecolgy, 6th ed, Elsevier, Philadelphia, PA, 2016.

[2] C. M. Rumack, S. Wilson, J. W. Charboneau, and D. Levine, Diagnostic Ultrasound: 2-Volume Set, 4th ed., Elsevier Health-US, 2010.

[3] S. M. Penny, Examination Review for Ultrasound: Abdomen & Obstetrics and Gynaecology, Lippincott Williams & Wilkins, Philadelphia, PA, 2010.

[4] W. Herring, Learning Radiology: Recognizing the Basics, Mosby Elsevier, Philadelphia, PA, 2007.

[5] A. Adam, Grainger & Allison's Diagnostic Radiology: 2-Volume Set, Elsevier Health-UK, 2014.

[6] D. Sutton, Textbook of Radiology & Imaging: 2-Volume Set, Elsevier, New Delhi, India, 2009.

[7] S. G. Davies, Chapman & Nakielny's Aids to Radiological Differential Diagnosis, Elsevier Health-UK, 2014.

[8] M. Hofer, Ultrasound Teaching Manual: The

Basics of Performing and Interpreting Ultrasound Scans，Thieme，Stuttgart，Germany，2005．

［9］　W. E. Brant，and C. Helms，Fundamentals of Diagnostic Radiology：4-Volume Set，Wolters Kluwer，Alphen aan den Rijn，the Netherlands，2012．

［10］　W. Dahnert，Radiology Review Manual，Wolter Kluwer，Alphen aan den Rijn，the Netherlands，2011．

［11］　P. E. S. Palmer，B. Breyer，C. A. Brugueraa，H. A. Gharbi，B. B. Goldberg，F. E. H. Tan，M. W. Wachira，and F. S. Weill，Manual of Diagnostic Ultrasound，World Health Organisation，Geneva，Switzerland，1995．

［12］　World Health Organization （WHO） and World Federation for Ultrasound in Medicine and Biology，Manual of Diagnostic Ultrasound，Volume 1 and 2，2013．

第四部分

彩色多普勒

Part IV

引言

1842年,由克里斯蒂安·约翰·多普勒(Christian Johann Doppler)发现。彩色多普勒可用于检测血管中的血流信号。

多普勒频移——当声源和反射器之间存在相对运动时,声波频率的变化。

当目标和探头在90°角时,没有朝向或远离探头的相对运动,此时检测不到多普勒频移。

速度＝频率×波长

如果目标背离探头,波长增加,频率降低(图31.1)。

Rayleigh散射——当目标的尺寸小于入射声束的波长时,声束没有反射回探头,称为Rayleigh散射。例如,彩色多普勒探测移动红细胞发生的散射。

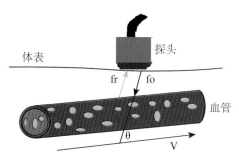

体表　探头

fr　fo

血管

θ

V

图31.1　彩色多普勒原理

类型

连续多普勒——声波从一个压电晶体连续发射,并单独由探头接收。可以检测和记录非常高的频率偏移,但不能分辨深度。

脉冲多普勒——声波仅使用一个晶体交替发射和接收。脉冲多普勒可以检测回波的深度。脉冲多普勒的强度大于连续多普勒。

频谱多普勒——频谱图可显示血流随时间的变化。

双成像模式——B型模式＋脉冲多普勒。背离探头的血流通常编码为蓝色。朝向探头的血流通常编码为红色。

编码的颜色也可以变换。

- 速度越快,显示的颜色越亮。
- 一般情况下,标尺上半部分的颜色代表朝向探头的血流,标尺下半部分的颜色代表背离探头的血流。

取样容积是一个位于血管腔中心的取样框,用于描述正在扫查的移动区域。取样容积的宽度不得超过血管直径的2/3。

多普勒角度应在45°～60°之间。

频谱带宽代表了红细胞的运动,湍流和不同速度的血流可导致红细胞无序运动而充满频谱窗。过高的多普勒增益设置和靠近管壁的取样会导致频谱带宽的伪像。

壁滤波,用于抑制基线附近的低速血流,消除了血管壁低频搏动引起的伪影。

脉冲重复频率——是指每秒传输的脉冲数。

高速血流需要设置高脉冲重复频率。

低速血流需要设置低脉冲重复频率。

脉冲重复频率与深度、频率成反比。

混叠

赛车的倒车轮效应类似于混叠,可通过以下改善。

- 增加脉冲重复频率。
- 增加多普勒角度。
- 减少频移(采用低频探头)。

多普勒音频信号和频谱波形因每条血管的特征而不同。

血流频谱

中央型动脉(低阻力血管)在收缩期和舒张期具有向前流动的双相频谱。

外周型动脉(高阻力血管)具有三相频谱,通常具有明显的收缩期峰值,收缩晚期有短暂的血流逆转,舒张期血流接近零(图31.2)。

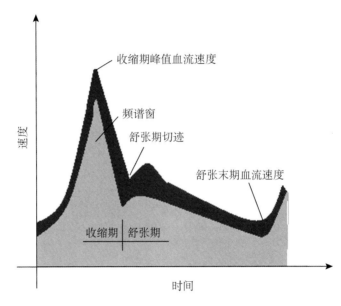

图 31.2　动脉的三相频谱波形

32 产科多普勒

由于频谱多普勒具有一定的生物学效应,在妊娠早期应尽量避免使用频谱多普勒。

宫内生长受限

胎儿在宫内未达到其内在的生长潜能。胎儿体重低于同胎龄正常体重的第 10 百分位数或胎儿腹围低于同胎龄腹围的第 2.5 百分位数。

病因

1. 孕妇母体因素 糖尿病、饮酒、吸烟、心血管疾病、营养缺乏、贫血和高血压。

2. 代谢性疾病 苯丙酮尿症。

3. 感染因素 巨细胞病毒、风疹和疱疹感染。

4. 胎盘因素 胎盘早剥、胎盘前置和梗死。

5. 遗传性因素 13、18、21-三体,Turners 综合征。

6. 免疫因素

7. 多胎妊娠

类型

匀称型——胎儿整体成比例变小。

由于先天性异常、遗传性疾病和先天性感染。

通常在妊娠早期或妊娠中期的早期诊断。

不匀称型——由于胎盘功能不全,胎儿的血液供应和营养减少。

通常在妊娠晚期被诊断出来。

胎儿双顶径(BPD)、头围(HC)和股骨长度(FL)在正常范围,AC<2 SD。

与羊水少有关。

提示

1. 胎儿宫内状态的预警。

2. 胎盘功能不全。

超声预测宫内生长受限的步骤

1. 评估胎龄。

妊娠早期——CRL。

妊娠中期——HC、BPD 和 AC。

妊娠晚期——HC、BPD、FL 和 AC。

2. 评估胎儿体重。

3. 估计羊水指数(amniotic fluid index, AFI)。

4. 胎盘分级。

5. 胎儿腹围增长速度,AC 增长 < 1cm/2 周是重要的预测指标。

如果胎儿生长指标与孕周不一致,则应多次重复测量以提高检查准确性。2～4 周后复查。

胎儿生物物理评分(biophysical profile score,BPS)——正常值为 10/10。

胎儿呼吸——2 分。

胎动——2 分。

胎儿肌张力——2分。

无激惹试验（nonstress test，NST）——2分。

羊水指数——2分。

子宫胎盘循环——子宫动脉，弓状动脉。

胎儿胎盘循环——脐动脉、大脑中动脉（middle cerebral artery，MCA）和胎儿主动脉。

子宫胎盘血流是胎儿生长的重要决定因素。血流指标出现异常需要剖腹产。

子宫动脉——髂内动脉的分支。

测量应该在子宫外侧穿过髂外血管处进行。

妊娠前半期，舒张早期出现生理性切迹（提示血管高阻力）。25周后切迹持续存在，出现先兆子痫、高血压、宫内生长受限（intrauterine growth retardation，IUGR）和胎盘早剥的风险增加（图 32.1 和图 32.2）。

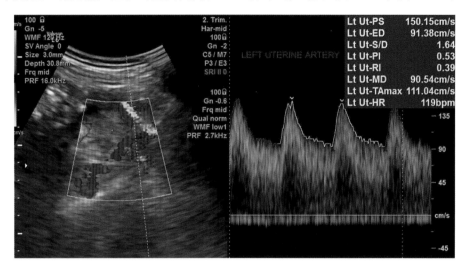

图 32.1　24 周后子宫动脉的正常波形

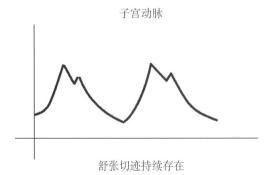

图 32.2　24 周后子宫动脉的异常波形

在胎盘功能显著受损时，第 2 个收缩期内切迹伴有收缩期后切迹，反映出极高的阻力。

脐动脉——由于胎盘绒毛没有完全发育成熟，在妊娠前 10 周无法检测到脐动脉舒张血流，但随着妊娠进程，可在 15 周左右检测到脐动脉舒张期血流。舒张期血流减少与宫内生长受限（胎盘的血流阻力高）有关（图 32.3 和图 32.4）。

0 级——PI 值＜＋2SD——持续前向舒张期血流。

1 级——PI 值＞＋2SD——持续前向舒张期血流。

2 级——舒张期血流减少。

3 级——舒张期血流消失。

4 级——舒张期血流反向。

正常 RI：0.65～0.75。

正常 PI：1.00～1.26。

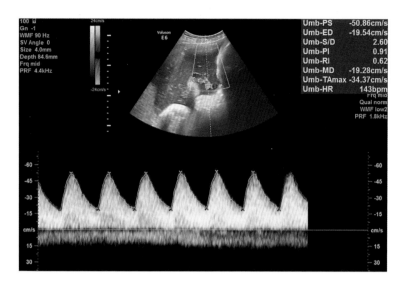

图 32.3　脐动脉正常的频谱波形

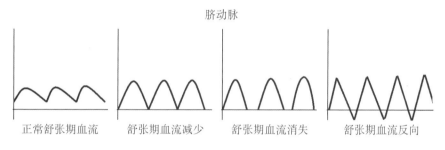

图 32.4　正常和异常脐动脉的频谱波形

大脑中动脉——位于大脑外侧裂,是颈内动脉颅内段的直接延续。大脑中动脉将Willis 环血容量的 40% 输送到大脑半球(图32.5)。

正常情况下,大脑中动脉具有较高的收缩期峰值速度(peak systolic velocity,PSV)和较低的舒张末期速度(end diastolic volume,EDV)。

在胎儿宫内生长受限中,由于有效血液从胎儿腹部和周围血管向大脑重新分配,大脑中动脉的舒张期血流量增加。当胎儿失代偿时,大脑中动脉舒张期血流完全缺失(图32.6)。

大脑中动脉舒张期流速<脐动脉舒张期流速。

因此,RI(大脑中动脉)>RI(胎盘)。

正常妊娠时脑胎盘比(CPR):RI(大脑中动脉)/RI(胎盘)>1。

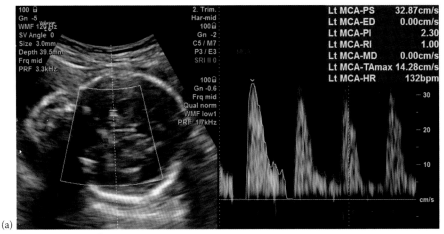

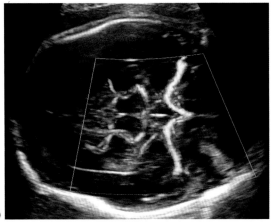

图 32.5　(a)正常大脑中动脉频谱波形;(b)Willis 环

大脑中动脉

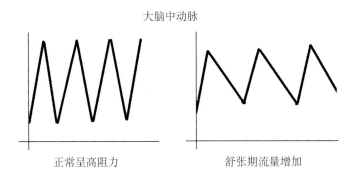

正常呈高阻力　　　　　　　　　舒张期流量增加

图 32.6　大脑中动脉频谱波形

33 颈动脉多普勒

适应证

1. 既往有动脉粥样硬化、心脑血管或周围血管疾病。

2. 大动脉炎。

3. 短暂性脑缺血发作。

4. 锁骨下动脉盗血综合征。

5. 存在颈部杂音或搏动性肿块。

准备

患者仰卧位,头部伸展并转向另一侧。不要穿紧身衣。

解剖

主动脉弓的三个分支:

1. 头臂动脉干

—右颈总动脉。

—右锁骨下动脉。

—右椎动脉。

2. 左颈总动脉。

3. 左锁骨下动脉——左椎动脉。

颈总动脉在颈动脉球部处分出颈内动脉和颈外动脉,颈动脉球部通常在下颌角下方5cm处。

颈内动脉大于颈外动脉。甲状腺上动脉起源于颈外动脉,有助于区分颈内动脉和颈外动脉。

可能会出现解剖学上的变异。

方案

扫查切面——纵切面、横切面和斜切面。

从 B 型模式开始。

探查颈部所有血管包括颈总动脉、颈内动脉、颈外动脉和椎动脉。

评估

1. 血管壁(光滑、规则)

2. 斑块引起的管腔狭窄

如果有斑块,描述其特征。在横切面上测量颈动脉血管的实际直径和可用直径。

$$狭窄率\% = 100 \times (1 - Rd/Nd)$$

Rd——残余直径。

Nd——正常直径。

3. 颈动脉内中膜厚度　是指管腔内膜界面和中外膜界面之间的厚度。内中膜厚度增加是心脑血管病变的表现(图 33.1 和图 33.2)。

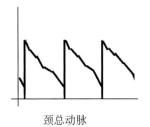

颈总动脉

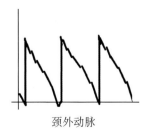

颈外动脉

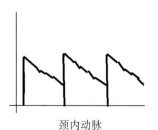

颈内动脉

图 33.1　颈动脉血管的正常频谱波形

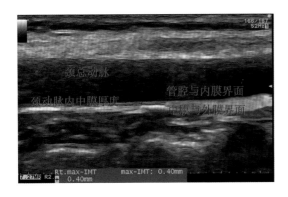

图 33.2　正常的颈动脉内中膜厚度

4. 斑块形态学特征

低回声代表脂质含量多。

回声水平随胶原蛋白含量的增加而增强。

复杂的不均质斑块伴有钙化沉积。溃疡性斑块发生血栓栓塞的概率很高。

5. 血流特征

当发生狭窄时。

狭窄近端——血流阻力增加,舒张期血流减少。

在狭窄处和狭窄远端——血流为湍流,频谱变加宽,血流速度增高。

血流频谱

颈内动脉——收缩期后期收缩期尖峰伴渐变斜率。

舒张期前向血流良好,频谱均位于基线上方

收缩期峰值流速<125cm/s。

颈外动脉——频谱收缩峰尖锐。

舒张期有少量血流或无血流。

颈总动脉——频谱介于颈内动脉和颈外动脉两者之间(图 33.3)。

椎动脉

椎动脉起源于锁骨下动脉的第一分支。

通常双侧椎动脉不对称时,优势血流表现为高速频谱波形。

正常椎动脉收缩期峰值流速可达 60cm/s,频谱呈低阻波形。

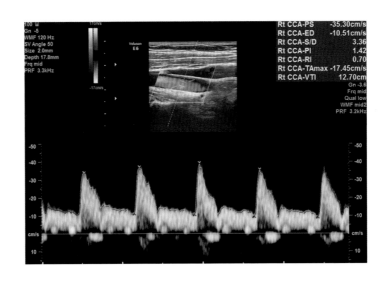

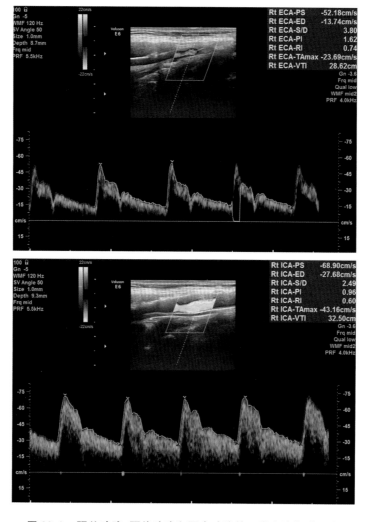

图 33.3 颈总动脉、颈外动脉和颈内动脉的正常血流频谱形态

正常门静脉直径——9～13mm。

正常门静脉长度——6～8cm(脾静脉＋肠系膜上静脉)在 L_1、L_2 水平。

正常门静脉压力——6～10mmHg。

正常门静脉血流速度——12～18cm/s。

正常门静脉血流量——500～800ml/min。

正常血流方向为向肝血流(图 34.1)。

门静脉将血液从胃肠道输送到肝脏。

病因

1. 窦前型 肝外病因包括门静脉血栓形成,门静脉受压和脾静脉闭塞等。肝内病因包括恶性肿瘤浸润,门静脉周围纤维化和毒素影响等。

2. 窦型 肝硬化。

3. 窦后型 肝内病因为肝硬化。

肝外病因包括肝静脉阻塞(布加综合征),肿瘤血栓和下腔静脉狭窄等。

最常见的原因是肝外门静脉阻塞,占45％～50％。

非肝硬化门脉纤维化占 25％～30％,肝硬化占 25％。

门静脉高压症的诊断标准

1. 门静脉增宽＞13mm。

2. 门脉压力增高＞11mmHg。

3. 门静脉、肠系膜上静脉直径随呼吸和时相的变化消失。

4. 离肝血流减少。

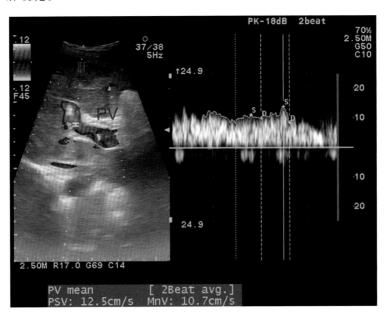

图 34.1 正常的门静脉血流和频谱

5. 肠系膜上静脉、脾静脉和肝动脉扩张扭曲。

6. 脐旁静脉再通（图34.2）。

7. 门静脉海绵样变：门静脉为多支小血管。

8. 侧支形成：脐旁（脐周静脉曲张）、胃周、脾肾间、肛周、食管旁和胃食管周围。

9. 门静脉流速减低，流速<10cm/s，呈低速频谱。

10. 脾肿大。

11. 血流可表现为前向或逆向的单相血流，也可为吸气时逆向、呼气时前向的双相血流。

12. 存在血栓：急性血栓为无回声，不做多普勒超声易漏诊；慢性血栓为高回声（图34.3）。

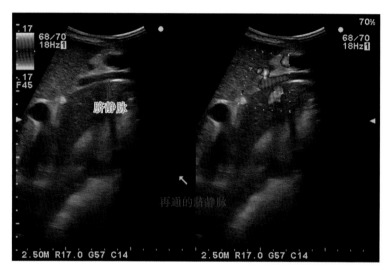

图34.2　再通的脐静脉

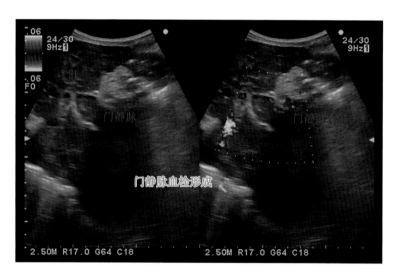

图34.3　门静脉血栓形成

布加综合征

由肝静脉或下腔静脉阻塞而引起的罕见疾病。

原发性：下腔静脉或肝静脉内网状结构。

继发性：由肿瘤引起。

表现为腹痛、肝肿大和腹部浅静脉扩张。

B型超声——肝静脉或下腔静脉血栓形成。

尾状叶增大。

腹水、肝肿大和局部回声改变。

彩色多普勒超声——下腔静脉或肝静脉的血流由时相性血流变为无血流、反向血流、连续血流或湍流血流。

肝内出现多个侧支循环。

慢性布加综合征可导致肝硬化和门脉高压。

35 肾动脉多普勒

用于在怀疑继发性高血压的患者中排除肾动脉狭窄。

肾动脉狭窄的原因

动脉粥样硬化引起近端血管受累。

肌纤维发育不良（fibromuscular dysplasia，FMD）引起远端血管受累，多见于：

年轻女性。

大动脉炎。

动脉瘤。

神经纤维瘤病。

正常肾动脉起源于腹主动脉的前外侧。

右肾动脉起源在 10 点钟方位，从下腔静脉后方通过。

左肾动脉起源在 4 点钟方位，从左肾静脉后方穿过。

B 型超声——对肾脏大小和实质回声结构进行评价。

彩色多普勒超声——仰卧位扫查追踪肾动脉血管起源。

分别在起始处、肾门和肾内（肾段/叶间）动脉管腔内取样。

正常频谱

收缩期快速升高的低阻连续性频谱。

正常收缩期峰值流速为 $50 \sim 160 cm/s$（$<100cm/s$）。

正常阻力指数<0.7（$0.7 \sim 1.0$ 在 5 岁以下的儿童中正常）（图 35.1）。

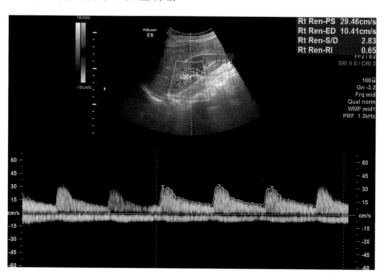

图 35.1 正常肾动脉血流和频谱

异常测值

收缩期峰值流速＞180cm/s(＞100cm/s)。

阻力指数＞0.7,提示梗阻性肾病。

肾动脉与主动脉速度比值＞3.5,表示明显血流动力学狭窄＞60％。

加速时间指从收缩开始到收缩峰值的时间长度(s)。

＞0.07s 提示肾动脉狭窄。

小慢波频谱

频谱细小而缓慢。

收缩期缓慢上行,振幅降低(图 35.2)。

陷阱——副肾动脉可能会漏诊。

血管造影是诊断肾动脉狭窄的金标准。

治疗:经皮腔内血管成形术。

旁路移植。

外科修复。

肾动脉

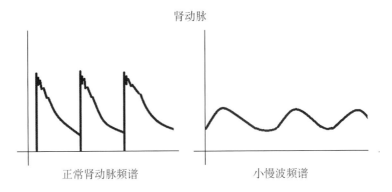

正常肾动脉频谱　　　　小慢波频谱

图 35.2　小慢波频谱形态

36 周围血管多普勒

动脉双重检查

动脉解剖

腹主动脉及其分支。

1. 腹腔干，位于 L_1 水平。
2. 肠系膜上动脉，在腹腔干下方约 1cm 处。
3. 肾动脉，为双侧。
4. 肠系膜下动脉。
5. 骶正中动脉。
6. 腰动脉，小分支。
7. 主动脉分支成两条髂总动脉，髂总动脉进一步分支成两侧的髂内动脉和髂外动脉。

髂外动脉分支有腹壁下动脉和旋髂深动脉，髂外动脉向下延续为股动脉。

股动脉分支：股总动脉形成股深分支并继续延伸为股浅动脉，股浅动脉进一步延续为腘动脉。

腘动脉分支：

• 胫前动脉向下延续为足背动脉。
• 胫后动脉。
• 腓动脉。

检查方法

仰卧位扫查主动脉、髂动脉、股动脉、胫骨远端动脉，俯卧位扫查腘动脉、胫骨近端和胫骨中段动脉。

所有的血管都应该进行详细扫查。

B 型超声——正常情况下，血管壁规则，管腔内呈无回声，未见血栓斑块以及管腔狭窄。

外周血管的正常多普勒频谱为三相波模式。

有明显的收缩峰。

舒张早期血流短暂逆转，舒张晚期血流为低速正向。

动脉粥样硬化斑块引起的动脉狭窄可通过以下征象来诊断：

1. 狭窄区高速血流。
2. 狭窄后区湍流血流。
3. 侧支循环形成。

在严重狭窄 50％～90％ 的情况下，三相频谱变为单相频谱。

静脉双重检查

静脉解剖

浅表静脉系统有大隐静脉和小隐静脉。

大隐静脉在大腿中间汇入股总静脉。

在大隐静脉和股静脉交界处可见静脉瓣。

小隐静脉，在侧面连接腘静脉。

在小隐静脉和腘静脉连接处可见静脉瓣。

深静脉系统。

成对静脉：胫前静脉、胫后静脉和腓静脉。

不成对的静脉：

股总静脉。

股浅静脉。

腘静脉。

浅静脉与深静脉的连接,有单向的静脉瓣,允许血液从表浅流向深层。

B 型超声:正常静脉具有

薄壁。

可压缩。

Valsalva 动作时可增宽。

管腔内呈无回声。

可以看到静脉瓣。

多普勒超声:

自发性血流。

随呼吸变化。

压迫远端时血流增加。

Valsalva 动作时血流无反流,憋气时血流停止,放松时血流增加。

深静脉血栓形成

B 型超声:静脉增宽、不可压缩(通常静脉 100％可压缩),管腔内有异常回声。

使用 Valsalva 动作时静脉无扩张,接近于正常动脉。

多普勒超声:血流减少或无血流,不随呼吸变化,挤压远端血流无增加。挤压远端可能会造成血栓移位,因此不建议进行。

静脉曲张

由大隐静脉股静脉和小隐静脉腘静脉交界处的静脉瓣功能不全引起。

浅静脉扩张。

浅静脉系统有反流,而深静脉系统无反流。

参考文献

[1] M. Hofer，Teaching Manual of Colour Duplex Sonography：A Workbook on Colour Duplex Ultrasound and Echocardiography，Thieme，New York，2004.

[2] P. W. Callen，Ultrasonography in Obstetrics and Gynecolgy，6th ed，Elsevier，Philadelphia，PA，2016.

[3] C. M. Rumack，S. Wilson，J. W. Charboneau，and D. Levine，Diagnostic Ultrasound：2-Volume Set，Elsevier Health US，2010.

[4] S. M. Penny，Examination Review for Ultrasound：Abdomen & Obstetrics and Gynaecology，Lippincott Williams & Wilkins，Philadelphia，PA，2010.

[5] W. Herring，Learning Radiology：Recognizing the Basics，Mosby Elsevier，Philadelphia，PA，2007.

[6] A. Adam，Grainger & Allison's Diagnostic Radiology：2-Volume Set，Elsevier Health-UK，Kidlington，UK，2014.

[7] D. Sutton，Textbook of Radiology & Imaging：2-Volume Set，Elsevier，New Delhi，India，2009.

[8] S. G. Davies，Chapman & Nakielny's Aids to Radiological Differential Diagnosis，Elsevier Health-UK，Kidlington，UK，2014.

[9] W. E. Brant，and C. Helms，Fundamentals of Diagnostic Radiology：4-Volume Set，Wolters Kluwer，Alphen aan den Rijn，the Netherlands，2012.

[10] W. Dahnert，Radiology Review Manual，Wolter Kluwer，Alphen aan den Rijn，the Netherlands，2011.

[11] P. E. S. Palmer，B. Breyer，C. A. Brugueraa，H. A. Gharbi，B. B. Goldberg，F. E. H. Tan，M. W. Wachira，and F. S. Weill，Manual of Diagnostic Ultrasound，World Health Organisation，Geneva，Switzerland，1995.

[12] World Health Organization (WHO)and World Federation for Ultrasound in Medicine and Biology，Manual of Diagnostic Ultrasound，Volume 1 and 2，2013.

第五部分

高分辨超声

Part V

37 头颈部甲状腺

引言

解剖

唾液腺

正常腮腺(图37.1)位于下颌后窝,因脂肪含量高而呈均匀的高回声。腮腺内可见小的淋巴结。腮腺导管(Stenson管)是主要的导管结构。

下颌后静脉和面神经区将腮腺分为浅部和深部。

颌下腺位于下颌舌骨肌后缘,呈均匀的高回声(图37.2)。颌下腺导管(Wharton管)是主要的管道结构。面动脉和面静脉位于腺体后方。

舌下腺位于下颌舌骨肌的深处。

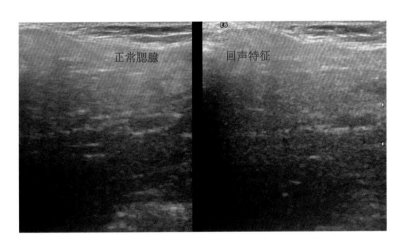

正常腮腺　回声特征

图37.1　正常腮腺回声特点

淋巴结分区

1a区——颏下区。

1b区——下颌下区至颈深部颈内静脉链,颈内静脉链还有2、3和4区。

2区——从颅底到舌骨的上颈部。颈内静脉周围。

3区——从舌骨下缘到环状软骨下缘的颈中部,颈内静脉和颈总动脉外侧。

4区——从环状软骨到锁骨的下颈部。

5区——后三角区及脊柱副淋巴结。

6区——内脏前间隙,通常为喉前及气管前淋巴结。

7区——上纵隔淋巴结。

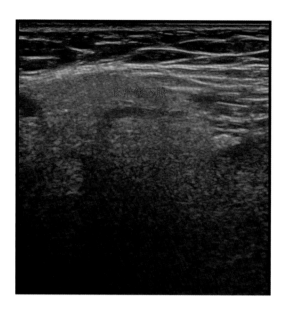

图 37.2　正常颌下腺的回声特点

甲状腺

在下一段中详细介绍。

甲状旁腺

由于其体积小、位置深,通常无法常规显示。

检查方法

仰卧位,颈部伸直,枕头可以放在肩膀下面作为支撑。采用 7.5～10MHz 线阵探头进行横切面和纵切面扫查。彩色多普勒和频谱多普勒也有助于诊断。

病理

淋巴结

颈部淋巴结转移常见于头颈部肿瘤、淋巴瘤、炎症和感染性(结核)病变。淋巴结病变的评估有助于评估预后和监测治疗效果(图 37.3)。

良性淋巴结

通常为椭圆形(长径/短径＞1.5～2)。

回声特征从等回声到高回声。

可见淋巴门回声,提示保留了窦结构。

中央型血供。

恶性淋巴结

通常为圆形(长径/短径＜2 或 1.5)。

低回声伴假囊性区或坏死区。

淋巴门消失。

杂乱周边型血供。

甲状腺乳头状癌的转移淋巴结可显示点状钙化。

先天性囊性病变

鳃裂囊肿

薄壁、圆形或椭圆形的无回声病变,通常见于颈总动脉分叉前外侧。当感染或出血时,可显示有回声或分隔。

甲状舌管囊肿

薄壁、圆形或椭圆形无回声病变,通常见于甲状腺软骨中线前方。

淋巴管瘤

多分隔、可压缩的薄壁囊性病变,通常位于颈后三角区。

舌下囊肿

舌下区薄壁囊性病变,可应用小探头经皮肤或经口显示。当感染时,内容物回声增强伴有厚壁。

如果单纯性舌下囊肿延伸至下颌下间隙,则称为潜突型囊肿。

皮样囊肿/表皮样囊肿

下颌骨或舌下间隙清晰的无回声病变,伴有后方回声增强。由于脂肪成分的存在,

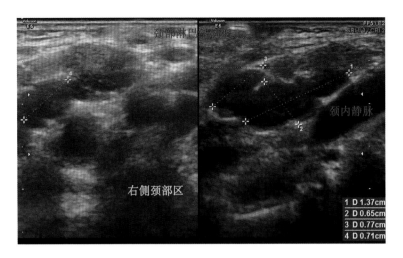

图 37.3 异常的颈部淋巴结

可以是均匀低回声,或不均匀低回声。

肿瘤性病变

脂肪瘤

边界清晰、可压缩、无血供低回声肿块,具有平行于探头的线条样回声。

神经鞘肿瘤

神经鞘瘤和神经纤维瘤。

累及迷走神经、颈神经根、交感神经链和臂丛神经。

边界清晰、回声不均匀、富血供肿块,与增厚的神经相连。

唾液腺肿瘤

腮腺多形性腺瘤是腮腺最常见的良性肿瘤。

Warthin 瘤(腺淋巴瘤)是腮腺第二常见的肿瘤,通常为双侧多发性囊肿。

黏液表皮样癌是一种恶性肿瘤。

感染性病变

脓肿为不规则、回声不均匀的病变,伴有坏死区域和血流增加。

唾液腺炎伴或不伴唾液腺结石。

多见于颌下腺。

腺体炎症表现为腺体增大,回声不均匀,血流丰富。

扩张导管内有时可见涎石,即强回声伴声影。

急性腮腺炎。

病毒或细菌感染。

腺体呈不均匀低回声,血流增多。

腮腺内和颈部淋巴结肿大。

甲状腺的高分辨率超声检查

引言

超声检查甲状腺检查最灵敏的影像学方法。

无创,应用广泛,廉价且无电离辐射。

实时超声检查有助于引导介入诊断和治疗。

超声检查方法

患者取仰卧位,颈部过伸。

高频线阵探头(7~15MHz)。

在纵切面和横切面进行扫查。

正常解剖和超声表现

甲状腺由两个叶和一个峡部组成。

腺体大小	纵径	40~60mm
（成年人）	前后径	13~18mm

（如果前后径>20mm且两端变圆,则称腺叶增大。）

峡部

厚4~5mm。

甲状腺体积(不包括峡部)：

10~15ml(女性)。

12~18ml(男性)。

超声表现:甲状腺回声均匀,呈中等回声,回声水平高于周围的带状肌肉(图37.4)。

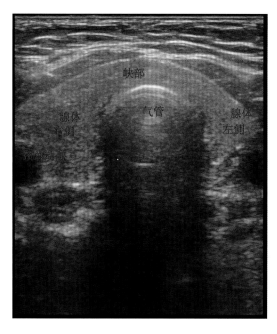

图37.4　正常甲状腺

甲状腺疾病

发病率女性>男性

结节性甲状腺病是甲状腺肿大的最常见原因。

大致分为三类：

1. 弥漫性甲状腺肿大。

2. 良性甲状腺结节/肿块。

3. 恶性甲状腺结节/肿块。

弥漫性甲状腺疾病

引起甲状腺弥漫性肿大的病因如下：

1. 多结节性甲状腺肿。

2. 格雷夫斯(Graves)病。

3. 桥本甲状腺炎/慢性淋巴细胞性甲状腺炎。

4. 德克文(Dequervain)亚急性甲状腺炎。

5. 雷德尔(Reidel)甲状腺炎。

多结节性甲状腺肿

甲状腺弥漫性不对称肿大的最常见原因。

年龄段:35—50岁女性好发。

超声表现：

弥漫性肿大腺体内有多个等回声或高回声结节,实质回声异常。

可能发生退行性变导致不同的表现(表37.1)。

表37.1　多结节性甲状腺肿退行性变的超声表现

退行性变	表现
囊性	无回声
出血/感染	内部可移动回声/分隔
胶质	彗星尾伪像
营养不良性钙化	粗/弧形回声灶

格雷夫斯(Graves)病

以甲状腺功能亢进为特征的自身免疫性疾病

年龄段:20—50岁年龄,女性多于男性

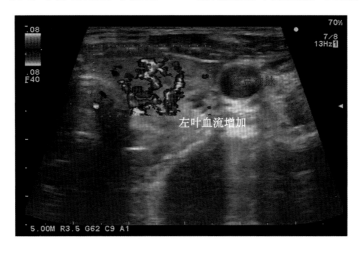

图 37.5　Graves 病

超声表现

弥漫性甲状腺肿大,不均匀低回声。

彩色多普勒

明显的血管增多(图 37.5)。

甲状腺内部弥漫分布收缩期和舒张期血流(收缩期峰值流速>70cm/s)。

桥本甲状腺炎

慢性淋巴细胞性甲状腺炎。

自身免疫性疾病导致腺体破坏和甲状腺功能减退。

年龄>40岁,女性多于男性。

临床表现为无痛性腺体弥漫性肿大。

超声表现:

局灶性或弥漫性。

甲状腺肿大,实质回声粗糙、不均匀低回声。

多个散在低回声微小结节(1～6mm 大小)。

细回声纤维间隔呈假分叶状表现。

终末期腺体萎缩变小。

彩色多普勒可见血流轻度或明显增加。

与甲状腺恶性肿瘤(如滤泡癌/乳头状癌和淋巴瘤)风险增加相关。

可通过血清甲状腺抗体和抗甲状腺球蛋白的表现来确诊。

Dequervain 甲状腺炎

临床表现:下颈部疼痛肿胀、发热和全身症状,通常伴有病毒感染。

最初是甲亢,随后是甲状腺功能减退。

超声表现:一侧或两侧甲状腺叶肿大,伴有局灶性低回声地图样改变。

彩色多普勒表现:异常区域内无血流或血流减少。

急性化脓性甲状腺炎

甲状腺化脓性感染。

临床表现:急性起病发热、疼痛、腺体不对称肿胀(主要为左侧)和局部淋巴结病。

超声所见:受累腺叶呈不均匀低回声。

可能有脓肿和囊肿形成。

Reidel 甲状腺炎

罕见,又称慢性纤维性甲状腺炎、侵袭性纤维甲状腺炎。

甲状腺逐渐被纤维结缔组织取代,变得特别硬。

包裹相邻血管,压缩气管或使气管移位、变形。

超声检查可见弥漫性低回声,边缘不清,纤维化明显。

甲状腺结节

良性结节
滤泡性和非滤泡性腺瘤。
结节性增生。
恶性结节
甲状腺癌。
乳头状癌(75%)。
滤泡性癌(10%)。
髓样癌(5%)。
未分化癌(<5%)。

淋巴瘤。
转移癌。

甲状腺良性结节

超声表现:
1. 等回声或高回声,呈海绵状结构。
2. 宽度>长度。
3. 结节周围存在完整或不完整的低回声晕。
4. 粗大或弧形钙化。
5. 响铃征或彗星尾伪像(典型的胶质囊性结节)。
6. 结节周围或边缘血流,或轮辐状血流。

甲状腺腺瘤

滤泡性腺瘤比非滤泡性腺瘤更常见。

超声表现:回声均匀、边界清晰的等回声结节(图37.6)。

周围低回声晕。

彩色多普勒所见为轮辐状或周围型血供。

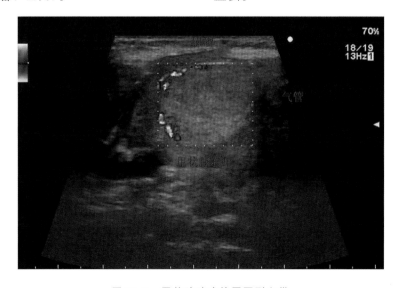

图 37.6　甲状腺腺瘤伴周围型血供

甲状腺恶性结节

超声表现：

1. 微钙化（<2mm）。

2. 局部浸润。

3. 淋巴转移。

4. 高大于宽的形状。

5. 极低回声。

6. 结节周围无低回声晕。

7. 边界不清晰且不规则。

8. 实性成分。

9. 结节内中央型血供。

值得注意的是，多发性结节并不是良性的指标。单发和多发结节的恶性肿瘤发生率相同。

甲状腺恶性肿瘤

风险因素：

1. 年龄<20岁和>60岁。

2. 颈部放射线照射史。

3. 甲状腺癌家族史。

在进行X射线/CT扫描时，应使用甲状腺防护罩进行保护。

乳头状癌

好发于低年龄人群，尤其是21—40岁，女性高发。

超声表现：

低回声。

微钙化（点状高回声病灶，伴或不伴后方声影）。

伴有微钙化的颈部淋巴结病变。

淋巴转移很常见，是颈部淋巴结囊性变最常见的原因。

远处转移罕见。预后良好。

滤泡癌

41—50岁，女性高发。

血行转移多于淋巴转移。

小的侵袭性（包膜完整的）/广泛侵袭性（包膜不完整的）。

骨、脑和肺的远处转移（跳跃转移）。

超声表现：边缘不规则，较厚的不规则声晕。

彩色多普勒超声：内部血管扭曲杂乱。

超声表现不能区分滤泡癌和腺瘤。

髓样癌

来源于滤泡旁细胞（C细胞）。

分泌降钙素。

20%病例具有家族性，是多发性内分泌肿瘤Ⅱ综合征的组成部分。双侧，多发性。

颈部淋巴结的局部浸润和转移更为常见。

超声表现：

低回声肿块。

80%～90%的病例有强回声灶（钙化）。

钙化比乳头状癌的钙化更粗糙。

未分化癌

最具侵袭性的病变。

老年人多发。

临床表现：颈部快速增长的肿块。

超声表现：

低回声肿块伴出血、坏死和不规则钙化。

局部浸润；包裹并侵入血管和颈部肌肉。

预后最差。

甲状腺淋巴癌

非霍奇金淋巴瘤。

年龄较大的女性多发。可由桥本甲状腺炎引起。

临床表现：颈部肿块迅速增大，产生吞咽困难和呼吸困难症状。

超声表现为极低回声和分叶状。

彩色多普勒超声可以看到颈部血管包裹。

转移癌

罕见。

主要转移到甲状腺的原发肿瘤是恶性黑色素瘤（最常见）、乳腺癌和肾细胞癌。

超声表现：为单发或多发低回声均匀肿块，无钙化。

具有可疑超声特征的甲状腺结节，可通过细针穿刺活检进一步检查。

38 乳　腺

引言

乳腺类似于汗腺。

乳腺的功能单位是终末导管小叶，是大多数乳腺病变的起源部位。

乳腺从浅到深的三个区域（图 38.1）：

腺体前方区：皮下区。

腺体区：包含乳腺的大部分叶导管、终末导管小叶和纤维基质成分。

腺体后方区：包含脂肪、血管和淋巴管。

结构从浅到深的回声：

高回声皮肤（厚度<2mm）。

低回声皮下脂肪（腺体前方的皮下脂肪呈分叶状，比其他部位的脂肪回声更高）。

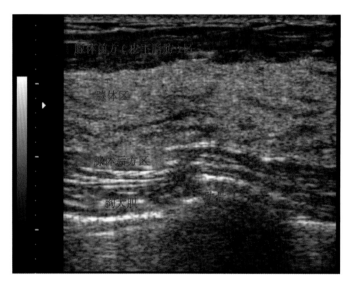

图 38.1　乳腺的正常区域

高回声纤维腺体实质（乳腺实质由 12～20 条导管及其小叶、脂肪和间质构成）。

低回声腺体后方脂肪。

高回声肌肉（胸大肌）。

各种结构的回声特征：

高回声结构有致密小叶间质纤维组织、乳腺前后筋膜、库珀韧带（薄回声带）、导管壁

和皮肤。

等回声结构有疏松的小叶内和导管周围基质纤维组织，导管和小叶中的脂肪和上皮组织。

低回声腺体后脂肪。

优点和适应证

1. 适合年轻、孕妇和哺乳期女性（无电

离辐射)。

2. 鉴别囊性和实性病变。

3. 触痛/炎症的乳腺(不需要像钼靶检查那样加压)。

4. 鉴别良恶性肿块。

5. 囊肿的随访。

6. 淋巴结检查。

7. 引导介入操作。

8. 乳腺假体。

9. 对于临床触及的乳腺肿块而钼靶检查不能确定的。

10. 癌症患者化疗的随访。

11. 男性可疑肿块。

局限性

1. 检查者依赖性。

2. 灵敏度较低,尤其对于微钙化。

扫查方法采用仰卧位和侧斜位,手臂自然置于头部下方。

注释

方向:右侧或左侧。

以乳头为中心的时钟面(1—12点钟位置)。

分区:乳头区、乳晕下区、腋窝区和乳晕下区外的三个同心圆区(一、二和三)。

探头方向:径向、反径向、水平、垂直和斜切面。

病变距皮肤的深度。

需注意的特征:(表38.1)

表38.1 乳腺良恶性病变的鉴别特征

良性	恶性
均质、低回声/高回声	不均匀低回声
边界清晰,通常边缘平滑	边界不清,通常有毛刺
宽大于高	高大于宽(比值1:4)
后方回声增强	后方声影,不规则晕
结构变形不常见	结构变形常见
乳头内陷不常见	乳头内陷常见
皮肤增厚不常见	皮肤增厚常见

1. 形状:圆形、椭圆形,以及沿导管延伸。

2. 大小:包括短轴和长轴测值,以便定期随访。

3. 表面:光滑、不规则、分叶状和毛刺状。

4. 回声特征。

低回声,等回声,高回声。

均匀性,不均匀性。

囊性成分,钙化成分。

5. 周围组织和下方肌肉的稳定性。

6. 多普勒检查结果。

良性病变

正常的哺乳期乳腺中可见明显的充满液体的导管,上皮细胞层有回声。

积乳囊肿

乳管阻塞导致乳汁聚积成囊肿,通常位于乳晕下方。

可自行消退,抽吸可缓解症状。

纤维囊性疾病

最常见于育龄女性。

通常是多发性和双侧性。

患者表现为触痛的结节性肿胀或乳房压痛,并在月经中期加重。

超声显示分布不均的回声区(主要是纤维腺组织),伴散在的低回声或囊性区,无明确的占位病变。

导管扩张症

内充满液体或碎片回声的扩张管状结构(>3mm)。

纤维腺瘤

为育龄期最常见的实性良性肿瘤。

在青春期、孕期和哺乳期间增大,绝经后可退化。

光滑、致密、无触痛,部分活动度较大(就像乳腺内的小鼠)。

超声表现:病灶边界清晰,椭圆形(宽大于高),回声均匀,低回声,轻度分叶状,可伴有粗大钙化(爆米花样),囊性成分少见(图38.2)。

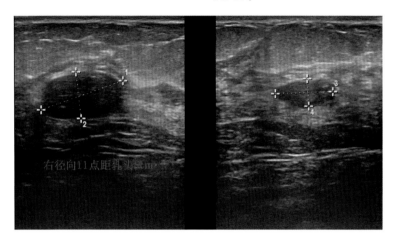

图 38.2　纤维腺瘤,良性乳腺病变

囊肿

在 35—55 岁人群中最常见的乳腺肿块病因。

由于分泌和再吸收之间的不平衡,导致乳管扩张而发生,可以是单个或多个。

单纯性囊肿:边界清楚,呈椭圆形或圆形,周围壁薄,透声良,伴后方回声增强。

复杂性囊肿:可有分隔,内部回声增加,壁厚。

脂肪瘤

良性病变,边界清晰,含脂肪成分,探头加压可变形。

超声表现:病变呈弱回声,分隔较薄,周围有一层不透明薄壁,可使邻近组织变形,没有浸润和恶变倾向,在脂肪坏死区可有钙化。

乳房内淋巴结

单个或多个,通常位于外上象限。

边界清晰,卵圆形,大小<1cm,呈低回声伴淋巴门。

如果>1cm,则提示可能有炎症或转移性病理改变。

错构瘤/纤维腺脂肪瘤

圆形或卵圆形、边界清楚的不均匀病变,周围有亮带,可有钙化。

乳头状瘤(导管内和囊内)

导管内乳头状瘤是引起乳头血性溢液的最常见原因。

复杂囊肿内可见多个隆起性肿块,难以

与乳腺癌鉴别。

脂肪坏死

类似于癌的边界不清毛刺状病变,中央呈半透明区,可有钙化,也可有局部皮肤增厚。

通常有外伤病史。

叶状囊肉瘤

在腺体基质中而不是导管中生长。

边界清晰,圆形或椭圆形,分叶状,富血管病变,通常较大,6～8cm,生长迅速。

病变内可见线状无回声裂隙。

良性,切除后可复发。约<5%的病例可恶变,也可发生转移。

脓肿

乳腺疼痛性病变,伴有高热和红肿。复杂的囊性肿块伴可移动的内部回声。

可见于哺乳期乳房、结核等。

放射状瘢痕

良性的。

在结构变形区的毛刺状肿块。

与乳腺癌在影像学上难以区分,建议进行切除活检。

不对称过早发育

在青春期前的女孩可见乳晕下肿块,提示乳头周围的小导管发育。

男性乳房发育症

男性单侧或双侧乳房增大。

可能与雌激素过多、睾丸功能衰竭有关。

在乳晕下边界不清的低回声区。

需要与男性乳腺癌鉴别。

皮脂腺囊肿

可为无回声,也可伴有回声或钙化。

恶性病变

导管内癌

是最常见的浸润性乳腺癌类型。

呈毛刺状病变,高大于宽,呈不均匀低回声,病变内部有微钙化回声(图38.3)。

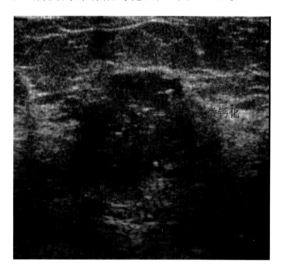

图38.3　边界不清、不规则的毛刺状乳腺癌伴微钙化灶

髓样癌

通常边界清楚,与其他乳腺癌相比发病年龄较轻,生长迅速。

小叶癌

通常多发且为双侧性。

炎性乳癌

皮肤增厚、水肿和淋巴结病变。

鉴别诊断：

蜂窝织炎。

乳腺炎。

放射后改变。

局部进展期非炎性癌。

水肿：术后或放疗后，由静脉或淋巴管阻塞引起，可见皮肤增厚和皮下水肿。

乳腺假体

生理盐水假体较硅胶假体更常见。

正常完整的假体具有光滑、薄的线样包膜，内呈无回声。

BI-RADS 分类法

0 类——不能评估，需要其他影像学方法。

1 类——超声正常，伴有临床/钼靶检查异常。

2 类——良性，包括乳腺内淋巴结、扩张导管、单纯囊肿和脂肪瘤。

3 类——可能为良性，恶性风险<2%，单纯性纤维腺瘤、某些复杂囊肿和乳头状瘤。

4 类——4A 类：恶性风险>2%；4B 类：恶性风险<90%。

5 类——高度提示恶性肿瘤。

6 类——活检证实的恶性肿瘤。

彩色多普勒：在某些恶性肿瘤中显示血流增多。

弹性成像、谐波成像和宽景成像可提供更多的信息特点。

前腹壁为层状结构。

解剖

由外到内 皮肤、浅筋膜、皮下脂肪、肌肉层、腹横筋膜和腹膜外脂肪。

前肌层 成对的腹直肌,中间由白线分开,周围包裹腹直肌鞘。

前外侧肌群 外斜肌、内斜肌和腹横肌。

疝

1. 先天性疝 腹裂畸形和脐膨出(图39.1)。

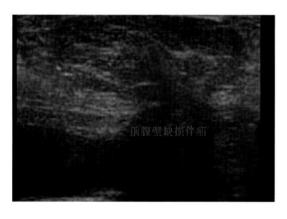

前腹壁缺损伴疝

图 39.1 腹前疝

2. 半月线疝 位于侧腹壁,腹横肌肌腱膜的缺损。

3. 腰疝 位于侧腹薄弱区(腰椎三角),上腰三角为 Grynfeltt 三角,下腰三角为 Petit 三角。

4. 切口疝 为腹部手术的并发症。

5. 腹股沟疝 为腹股沟管中的肠襻。

6. 股疝 表现为股静脉内侧的肠襻肿块。

腹直肌鞘血肿

常见于创伤后、自发性(抗凝治疗后)和出血性疾病。

超声表现:

位于弓状线以上:白线可防止血肿沿中线扩散,血肿在横切面上呈卵圆形,在纵切面上呈双凹形。

位于弓状线以下:血液可以扩散到骨盆或穿过中线,形成一个巨大的肿块,在膀胱顶上形成凹痕。

液体聚积

浆膜瘤、液化性血肿、脓肿(术后/创伤)和脐尿管囊肿(从脐部延伸至膀胱顶)。

无菌性积液是无回声,而复杂性积液则显示分隔、分层和低回声(血细胞/碎片)。

肿瘤——硬纤维瘤、脂肪瘤(图 39.2)和黑色素瘤转移。

分裂图像(重复伪像)

由腹直肌深处的腹膜外脂肪存在引起。

在横切面上,声波在肌肉和脂肪界面处发生折射,从而腹部或骨盆中较小的结构会重复显示。

例如,一个小的妊娠囊可能表现为两个囊。

一条主动脉可以显示为两条主动脉。通过纵切面或斜切面扫查可消除伪像。

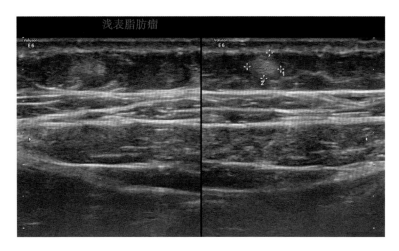

图 39.2 前腹壁的小脂肪瘤

40 皮肤（蜂窝织炎）和软组织

蜂窝织炎——表现为压痛、皮肤发红和发热。

在超声上，与正常的未感染组织相比，皮肤和皮下组织之间的距离加大。

皮下组织层之间的低回声水肿（鹅卵石样外观）（图 40.1）。

浅表脓肿——表现为压痛和波动性肿胀。

在超声上，可以看到厚且不规则的壁，内呈不均匀低回声，伴有可移动的小颗粒（碎片）样回声。

应在两个平面进行评估，并标记距体表深度，以便引导进针抽吸引流。

异物：某些物体，如玻璃、木材、金属和塑料，会产生异常回声，可见混响伪像。

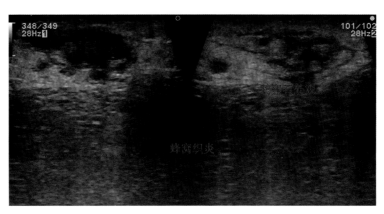

图 40.1　鹅卵石样外观，提示蜂窝织炎

41 胃肠道超声检查

肠腔内含有气体,使肠腔显示困难(表41.1)。

采用高频线阵探头。

表 41.1 肠壁五层示意图(肠壁特征)

黏膜层(最内层)	高回声
黏膜肌层	低回声
黏膜下层	高回声
固有肌层	低回声
浆膜/外膜层	高回声

需要识别:

胃——胃皱襞。

空肠——环状皱襞。

大肠——结肠袋。

正常的肠道可被探头压缩,异常增厚的肠道不可压缩。

逐步加压可用于急性阑尾炎扫查,缓慢逐步加压可将肠襻移开,患者不会感到任何不适。

急腹症

1. 腹腔内游离气体:检测困难。

超声表现:

- 腹膜条带样回声。
- 沿腹壁和肝脏周围的气体(振铃伪像)。

2. 局部积液:积液不随胃肠蠕动,内伴各种回声。

3. 肠系膜淋巴结改变:局灶性散在分布,大小不等,低回声肿块,淋巴门消失。

4. 肠襻水肿。

5. 肠壁增厚:正常肠壁扩张时厚度为3mm,塌陷时厚度为5mm。

6. 失去正常的肠道特征。

良性病变通常累及长节段,并伴有肠壁向心性增厚,肠壁层次结构完整。

恶性病变通常累及短节段,伴肠壁偏心性改变,肠壁层次被破坏。

急性阑尾炎

正常阑尾可压缩,壁厚<3mm。需要采用逐步加压法扫查。

表现——右下腹疼痛,白细胞计数增高。

超声表现:

- 盲肠底部的盲端,直径>6mm,不可压缩,无蠕动。
- 肠周脂肪炎症。
- 盲肠周围积液。
- 阑尾石。
- 肠壁充血。

阑尾穿孔可能导致盲肠周围积液,肠壁层次结构消失(图41.1)。

阑尾黏液囊肿:较大的右下腹囊性病变,低回声,边界清楚,内部回声多变。

有时阑尾位于真骨盆,在耻骨上扫查时可见,由于女性骨盆较大而常见,表现类似盆腔炎。

鉴别诊断

急性末端回肠炎伴肠系膜淋巴结炎。

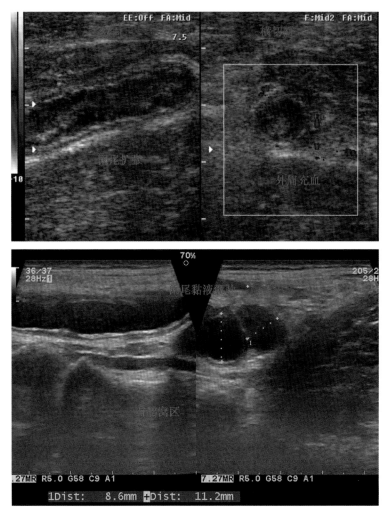

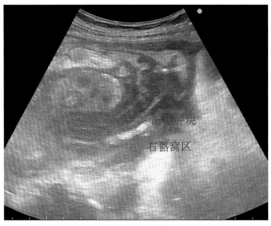

图 41.1　阑尾病变的不同表现阑尾炎、黏液囊肿和阑尾肿块

急性憩室炎。

急性伤寒。

急性盆腔炎。

卵巢囊肿破裂。

克罗恩病。

小肠梗阻

功能性肠梗阻（肠麻痹）：蠕动减少或无蠕动的扩张肠襻（小肠和大肠）（图 41.2）。常见于术后，也可发生于尿毒症、低钾血症和服用抗胆碱能药物后。

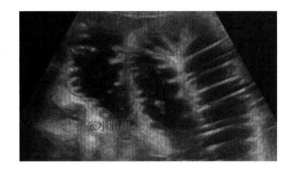

图 41.2　扩张的小肠襻

机械性肠梗阻：管腔阻塞部位的近端肠管扩张。

病因

异物或蛔虫阻塞管腔引起梗阻（图 41.3）。

粪石、大的胆结石、息肉样肿瘤和肠套叠。

肠壁内部异常导致管腔狭窄。

肠道外部病变，还有粘连可引起管腔狭窄，术后粘连是小肠梗阻最常见的原因。

胃肠道肿瘤

腺癌是胃肠道最常见的恶性肿瘤。

常见于胃（幽门前、胃窦和小弯区）和结直肠区域。

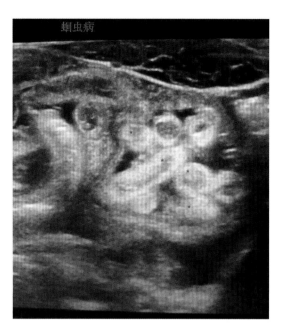

图 41.3　肠腔内多发性蛔虫病导致肠梗阻

超声表现：

- 向心性对称或不对称管壁增厚。
- 靶环征或假肾征。
- 黏膜溃疡中的气体呈线性回声，伴有振铃伪影。
- 可能产生肠梗阻，并伴有肿瘤部位附近的肠管扩张、过度蠕动。
- 通常为低回声。
- 需要检查局部淋巴结病变和肝转移。

胃肠道间质瘤（通常见于胃和小肠，是较大的外生性病变，由于出血或坏死，可伴有大小和回声多变的中央囊性区。）

淋巴瘤：可以是结节状或息肉状。

溃疡型。

浸润型。

侵犯邻近肠系膜和淋巴结转移。

黏膜下小结节或大的浸润性肿瘤伴有溃疡。

腹水、大网膜增厚、腹膜结节和肿块侵袭累及肠襻。

炎症性肠病

克罗恩病

透壁肉芽肿性炎症侵袭肠壁各层结构，最常累及回肠末端和结肠。

超声表现：

- 向心性肠壁增厚伴跳跃区。
- 肠腔狭窄。
- 黏膜异常。
- 蔓生的脂肪，在肠系膜边缘形成均匀的回声晕。
- 淋巴结病变，肠道周围的圆形低回声肿块。
- 充血，可以诊断出充血并发症，如炎性肿块（脓肿）、梗阻、瘘管、肛周炎症和穿孔。

儿科部分

肥厚性幽门狭窄

常见于1周至3个月大的男性婴儿。

表现为非胆汁性呕吐，上腹部可触及橄榄状肿块。

超声表现：

- 增厚的幽门肌厚度>3mm。
- 幽门管拉长>15mm。
- 面包圈征，增厚的肌肉团块低回声，环绕中央幽门管的黏膜层回声。
- 从胃进入十二指肠的液体减少。
- 胃窦蠕动过度，幽门蠕动减少。

陷阱

各向异性效应：当正中纵切面成像时，肥厚的肌肉呈等回声而非低回声。通常发生在6点钟和12点钟方位，超声波束垂直于肌肉纤维。

胃窦扩张不足可能导致肌层增厚的假象。使婴儿保持右后斜位，以充分扩张胃窦。

幽门痉挛和轻微的幽门肌肥厚。

幽门肌轻度增厚，厚度<3mm。

它可能伴随牛奶过敏或其他形式的胃炎。

可自然消失，也可进展为肥厚性幽门狭窄。

肠套叠

6个月至4岁儿童发生小肠梗阻的最常见原因。

临床表现：可触及腹部肿块、痉挛性间歇性腹痛、呕吐和果酱样便。

超声表现（图41.4）：

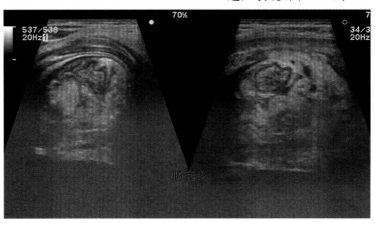

图 41.4　肠套叠

- 假肾征,纵切面扫查可见椭圆形低回声肿块,有明亮的中央回声。
- 面包圈/靶环征,横切面扫查可见相类似的结构。
- 低回声边缘代表肠套叠的管壁水肿。
- 中央回声为受压的肠系膜、黏膜和肠内容物。
- 多层和同心环。
- 少量腹腔积液。
- 可以看到息肉、淋巴结等相关表现。
- 大量积液提示穿孔。

彩色多普勒超声可识别肠缺血。

肠套叠中,外周边缘厚度>1cm、内部大量积液、淋巴结>1cm,与灌肠复位成功率降低相关。

处理手段:

空气灌肠复位。

超声引导下水灌肠复位。

一过性小肠肠套叠是一种常见病,特别是在肠蠕动过度的患者中。这种肠套叠与肠套叠襻内的明显水肿无关,因此肠套叠的外周边缘显得更薄,回声更强。可观察到自然复位。

肠系膜淋巴结炎

右下腹疼痛。

肠系膜淋巴结炎症,肠系膜淋巴结肿大,簇状,有压痛,数量>5个。

阑尾正常。

可能与回肠远端的轻度黏膜增厚有关。

自限性疾病,与病毒感染有关。

42 | 阴 囊

正常解剖及超声表现

睾丸

对称的卵圆形结构,回声均匀(图42.1)。

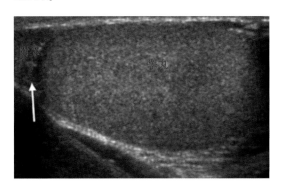

图 42.1　正常阴囊回声特征

长径 3 ～ 5cm,宽径 2 ～ 4cm;前后径 3cm。

被致密的白色纤维囊(白膜)包裹。

附睾

细长的新月形结构。

长径 6～7cm,有头、体和尾结构。

位于睾丸后部上方,回声与睾丸相等或较低。

鞘膜

壁层→排列在阴囊壁上。

脏层→包裹睾丸、附睾和精索近端,覆盖整个睾丸,除了后部的睾丸纵隔(精索及其内容物与睾丸在此相连,呈线性回声)。

血液供应

动脉
- 睾丸动脉。
- 输精管动脉。
- 提睾肌动脉。

静脉

精索静脉丛:右侧睾丸静脉汇入下腔静脉,左侧睾丸静脉汇入左肾静脉。

精索:靠近附睾头部的不均匀回声结构,彩色多普勒可显示精索内的血管。

超声检查方法

仰卧位,可用毛巾或床单支撑患者阴囊。

使用高频(7.5～15MHz)线阵探头。

横切面和矢状面扫查。

瓦尔萨瓦(Valsalva)动作用于评估精索静脉曲张。

阴囊超声检查的适应证

1. 急性阴囊疾病的评估:睾丸扭转、炎症和创伤。

2. 阴囊积液的评估。
- 鞘膜积液。
- 积脓/积血。

3. 阴囊肿块的评估。
- 睾丸外。
- 睾丸内。

4. 转移性疾病的评估。
- 腹膜后淋巴结病变。
- 淋巴瘤、白血病累及睾丸。

5. 男性不育患者精索静脉曲张的评估。

6. 隐睾的评估。

良性病变

偶然发现

白膜囊肿:平均年龄 40 岁,通常为单发不伴分隔。

鞘膜囊肿:少见,无回声伴或不伴分隔,有时可伴出血。

睾丸内囊肿:单纯囊肿,边界清楚,后方回声增强。

1. 睾丸网管状扩张症

特发性、良性疾病。

睾丸输出小管部分或完全阻塞导致囊性扩张。

单侧或双侧,不对称。

超声表现:

周边细长且包含多个小囊性结构,无钙化,无实性成分,彩色多普勒显示无血流。

2. 表皮样囊肿

良性病变,边界清楚。

20-40 岁患者多见。

超声表现:

高回声和低回声交替出现的环状结构,呈特征性的洋葱皮征(呈螺纹状)。

多普勒成像无血流(与睾丸肿块不同)。

3. 脓肿　常是附睾睾丸炎的并发症

感染性原因→腮腺炎、天花、流感和伤寒。

非感染性原因→睾丸扭转,肿瘤感染。

超声表现:

睾丸增大,内见囊性肿块,伴有低回声或混合回声区。

4. 阴囊结核

超声表现:

附睾增大,不均匀低回声,伴或不伴钙化。

附睾结核可累及睾丸,

睾丸增大,呈低回声,结节状。

5. 阴囊肉瘤　罕见,睾丸或附睾内的不规则低回声实性肿块。

6. 肾上腺残余瘤

发生于先天性肾上腺增生症患者。

超声表现:双侧低回声,多普勒显示周边血管辐条样分布。

7. 阴囊钙化

睾丸钙化:微石症、结节病和结核病。

睾丸外钙化:阴囊珍珠状钙化,血吸虫病钙化,点状钙化,睾丸内钙化无声影是癌前病变。

8. 鞘膜积液、积血和积脓

鞘膜积液:鞘膜层间浆液性液体异常积聚。

先天性:鞘膜未闭。

后天性:特发性、扭转和肿瘤。

超声表现:睾丸周围无回声,内有纤维蛋白或胆固醇结晶引起的低至中等水平回声。

积血:外伤、手术、肿瘤和扭转所致。

积脓:脓肿破裂所致。

超声表现:包含内部分隔和分布位置。

9. 精索静脉曲张　睾丸后的蔓状静脉丛异常扩张、扭曲和拉长。

特发性:由于精索静脉内瓣膜功能不全。

继发性:任何外压性病变和胡桃夹综合征(主动脉和肠系膜上动脉之间的左肾静脉受压)。

左侧更常见,是因为左侧睾丸静脉汇流入左侧肾静脉。

超声表现:

多个直径＞2mm 的纤曲无回声结构,Valsalva 动作后反流超过 1mm(图 42.2)。

与不孕症有关。

10. 阴囊疝　阴囊内有肠襻,可伴有大网膜。

11. 精液囊肿　由附睾小管无痛性扩张引起,类似于附睾囊肿。

超声为无回声,或内有弱回声。部位:附睾头部(而附睾囊肿可以在附睾任何位置出现)。

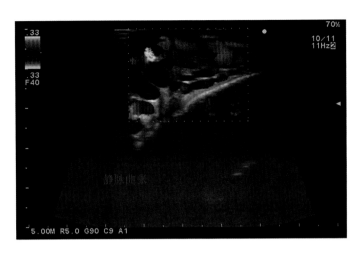

图 42.2　显示静脉曲张

睾丸恶性肿瘤

生殖细胞肿瘤

1. 精原细胞瘤是成年人最常见的睾丸肿瘤

隐睾最常见的肿瘤类型。

隐睾是发生精原细胞瘤的高风险因素，即使对侧睾丸位置正常也是如此。

超声表现：

均匀一致低回声结构，无钙化。

侵袭性较小，局限在白膜内。

放化疗敏感，预后良好。

淋巴扩散很常见。

2. 非精原性生殖细胞肿瘤

11—30 岁年轻患者。

侵袭性更强，侵入白膜。

比精原细胞瘤更具异质性，伴有粗钙化、出血、坏死区域。

经常引起内脏转移。

a. 混合型非精原性生殖细胞肿瘤

最常见的非精原性生殖细胞肿瘤。

第二常见的睾丸恶性肿瘤。

最常见的组合是畸胎瘤和胚胎细胞癌。

b. 单纯性胚胎细胞癌

年轻患者多见。

婴儿型：内胚层窦/卵黄囊肿瘤，常见于 2 岁以下。

甲胎蛋白水平增高。

c. 畸胎瘤

含有不同胚层起源的成分（外胚层、中胚层和内胚层），分化成熟或分化不成熟。

超声表现：边界清楚，明显不均匀，有实性区和囊性区。

有钙化/软骨等引起的致密回声。

d. 单纯绒毛膜癌

11—30 岁多发。

高度恶性。

通过血液和淋巴途径转移。

绒毛膜促性腺激素（β-hCG）水平增高。

3. 性腺间质瘤

（1）睾丸间质细胞瘤：睾丸增大和男性乳房发育。

超声表现：病灶小，呈实性低回声，多普勒显示周边血流。

（2）滋养细胞瘤：通常为双侧和多灶性。

转移瘤

淋巴瘤:主要是非霍奇金淋巴瘤。

白血病。

非淋巴瘤:肺和前列腺是最常见的原发肿瘤。

阴囊急症

以疼痛、肿胀、阴囊发红和急性发作为特征。

急性阴囊疼痛的原因

1. 睾丸扭转。
2. 睾丸炎症(附睾睾丸炎)。
3. 睾丸损伤。
4. 绞窄性疝。
5. 睾丸血管炎与梗死。

睾丸扭转

睾丸在精索纵轴上的扭转。

发病机理

1. 静脉引流阻塞(水肿和出血)。
2. 动脉血流受损(缺血和出血性坏死)。

应外科紧急手术,处理不及时可导致不可逆转的损害。

类型	常见于
鞘膜内	青春期前后的男孩
	12—18 岁
	睾丸悬挂在异常过长
	精索上(钟摆畸形)
鞘膜外	少见
	新生儿
	睾丸和睾丸引带不固定,在阴囊内自由旋转

超声表现

发病后 4~6h,睾丸增大,呈低回声。

发病后 24h,由于充血和出血,回声不均匀。

彩色多普勒

高度敏感性和特异性。

患侧睾丸内无血流。

扭曲精索呈旋涡状。

睾丸炎症

青春期后成人急性阴囊疼痛的最常见原因。

病因:大肠埃希菌、淋球菌、衣原体感染。

年龄:在 40—50 岁之间高发。

表现为疼痛、阴囊肿胀、发热和排尿困难。

超声表现:显示睾丸增大,低回声,回声增粗。

反应性鞘膜积液。

彩色多普勒显示血流增加。

Fournier 坏疽。

坏死性筋膜炎。

见于糖尿病患者、免疫缺陷患者。

原因:克雷伯菌、链球菌感染。

睾丸外伤

直接伤或骑跨伤

病理学→超声表现:

1. 睾丸破裂→睾丸轮廓不规则,回声不均匀。

2. 睾丸内血肿→界限分明的低回声病变。

急性期,鞘膜囊出血伴内部弱回声。

慢性期,分隔较厚,外壁增厚。

3. 积血

彩色多普勒超声→鞘膜破裂,睾丸供血中断。

隐睾

为男性婴儿最常见的泌尿生殖系统异常之一。

位置:腹膜后到阴囊的下降路径上的任何位置。

位于或低于腹股沟管的水平。

- 隐睾的定位对于预防不孕症和癌症的并发症非常重要。

超声表现:隐睾比对侧正常下降的睾丸更小,回声更低。

磁共振成像:对腹膜后隐睾的检出更为敏感。

43 其 他

B 超(眼科超声)

通常使用 10 MHz 的高频探头完成。近来,已经有 20～50 MHz 的高分辨率 B 超探头,用于分辨眼球前部的详细解剖(图 43.1)。

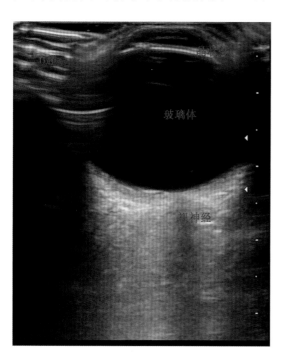

图 43.1 B 超显示正常解剖结构

用于各种眼部和眼眶病变的成像。

主要方法为接触法,即探头涂抹耦合剂后直接放置在闭合的眼睑上。患者的眼睛向左右或特定方向注视,以观察眼内结构的运动。

探头横切可显示病变的横向范围,纵切显示病变的纵向范围。

应使用多普勒超声补充更多信息。

解剖

晶状体:透声良,强反射。

膜结构(巩膜、脉络膜和视网膜):强反射。

玻璃体:无回声。

视神经:位于球后,呈楔形,低回声。

眼外肌:低回声。

下直肌最薄,上直肌—上睑提肌最厚。下斜肌通常不显示,只有在病理情况下可见。

需要进行双眼检查,便于对比。

适应证

视网膜、脉络膜和玻璃体脱离。

玻璃体出血。

异物。

葡萄肿和眼组织残缺。

囊虫病。

星状玻璃体变性。

晶状体脱位。

外伤。

肿瘤(转移瘤、脉络膜黑色素瘤、脉络膜骨瘤、血管瘤、视网膜母细胞瘤和眼眶肿瘤),并寻找其累及范围。

经囟门超声

一般使用 5～8MHz 线阵探头,阴式探头也可显示极好的细节信息。高频线阵探头用于浅表结构显示,曲阵探头用于轴向经颞成像。

采用前囟门入路,开始扫查并记录冠状面(从前到后)、矢状面和旁矢状面(中线、左侧和右侧)的正常解剖结构(图 43.2)。

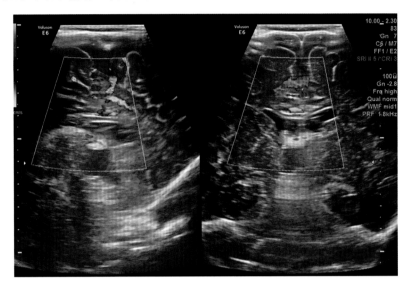

图 43.2 正常的经囟门超声

适应证

早产儿。

生发基质出血。

脑室周围白质软化脑积水。

创伤。

可疑肿块。

先天畸形。

感染。

参考文献

[1] M. Hofer, Teaching Manual of Colour Duplex Sonography: A Workbook on Colour Duplex Ultrasound and Echocardiography, Thieme, Stuttgart, Germany, 2004.

[2] P. W. Callen, Ultrasonography in Obstetrics and Gynecolgy, 6th ed, Elsevier, Philadelphia, PA, 2016.

[3] C. M. Rumack, S. Wilson, J. W. Charboneau, and D. Levine, Diagnostic Ultrasound: 2-Volume Set, 4th ed, Elsevier Health-US, Philadelphia, 2010.

[4] W. Herring, Learning Radiology: Recognizing the Basics, Mosby Elsevier, Philadelphia, PA, 2007.

[5] A. Adam, Grainger & Allison's Diagnostic Radiology: 2-Volume Set, Elsevier Health-UK, 2014.

[6] C. M. Rumack and S. R. Wilson, Diagnostic Ultrasound: Paediatrics, Elsevier, Health UK.

[7] D. Sutton, Textbook of Radiology & Imaging: 2-Volume Set, Elsevier, New Delhi, India, 2009.

[8] S. G. Davies, Chapman & Nakielny's Aids to Radiological Differential Diagnosis, Elsevier Health-UK, 2014.

[9] W. E. Brant, and C. Helms, Fundamentals of Diagnostic Radiology: 4-Volume Set, Wolters Kluwer, Alphen aan den Rijn, the Netherlands, 2012.

[10] W. Dahnert, Radiology Review Manual, Wolter Kluwer, Alphen aan den Rijn, the Netherlands, 2011.

[11] P. E. S. Palmer, B. Breyer, C. A. Brugueraa, H. A. Gharbi, B. B. Goldberg, F. E. H. Tan, M. W. Wachira, and F. S. Weill, Manual of Diagnostic Ultrasound, World Health Organisation, Geneva, Switzerland, 1995.

[12] World Health Organization (WHO) and World Federation for Ultrasound in Medicine and Biology, Manual of Diagnostic Ultrasound, Volume 1 and 2, H. Lutz, E. Buscarini, Geneva, Switzerland, 2013.

第六部分

超声引导下的介入治疗

Part Ⅵ

44 超声引导下的介入治疗

1. 胸腔穿刺术：胸穿，胸腔积液穿刺引流。
2. 腹腔穿刺术：腹水穿刺引流。
3. 囊肿抽吸。
4. 经皮脓肿引流术。
5. 细针穿刺抽吸细胞学检查/活检：应用于乳腺、肝脏、肾脏、淋巴结和其他外周浅表结构。
6. 血管通路。
7. 耻骨上导管插入术。

优势

实时进针。
可在不同平面多角度观察。
彩色多普勒可以识别和避开进针路径中的血管结构。
无辐射。
微创，并发症少。
方便，相对便宜，便携，耗时更少。

缺点

深部结构、腹膜后结构不适合。
肠气干扰。
肥胖患者显像困难。

术前评估

应检查凝血情况。
签署知情同意书。

首先使用超声评估，选择尽可能短的路线，避开相邻的重要部位。

术后评估

监测患者的生命体征。
再次超声检查确保过程顺利。

胸腔穿刺

诊断和治疗。
采用坐姿或侧卧位，患侧朝上。
探头应垂直于胸部。
探头上的标记应指向头部。
识别横膈膜、肝、脾和肺。
定位液体最多位置并进行标记。
记下探头到胸腔积液的距离。

腹腔穿刺

测量从皮肤到积液的距离，确定最大积液量，避免损伤肠管、大网膜和血管。
测量到积液中间的距离。

囊肿抽吸

患者仰卧或轻微转向一侧。
手臂自然放在头下。
局部消毒，表面麻醉，在超声引导下将细针穿刺进囊肿内，超声显示细针为线状强回声。用注射器抽吸液体，直到囊肿塌陷。

经皮脓肿引流

适用于阑尾脓肿、憩室脓肿、阿米巴脓肿、化脓性脓肿、输卵管卵巢脓肿、术后脓肿等(图44.1)。

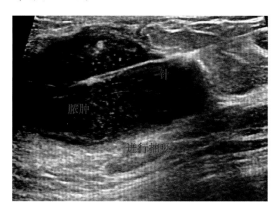

图 44.1 通过穿刺针脓肿引流

使用诊断针抽吸完成。

单步法:在超声引导下,将导管(8F/12F)直接插入病变内。

多步法:采用改良 Seldinger 法,使用导管、针芯和导丝。

导管固定并连接至引流袋。在取出导管之前应该冲洗引流管。

超声引导下细针抽吸/活检

乳房病变:

局灶性肿块/囊肿。

微钙化。

结构扭曲。

乳腺活检时,应尽量保持与胸壁平行的角度,以减少损伤深部结构的风险。

肝脏:

局灶性病变。

弥漫性实质性疾病,如乙型和丙型肝炎、肝硬化、血色素沉着病和肝功能检查异常。

确保穿刺活检路径中没有大血管、扩张

的胆管或胆囊。

呼气时屏住呼吸,以最大限度地降低肺或胸膜受伤的风险。

肾脏:

实性/囊性局灶性病变。

非局灶性:肾病/肾移植排斥反应。

以俯卧位完成。

非局灶性病变通常穿刺下极。

应注意保护集合系统和肾门,以防止损伤血管和输尿管。

甲状腺:良恶性鉴别。

并发症

出血。

气胸。

胆汁漏。

腹膜炎。

感染。

针道播散。

轻微并发症,如血管迷走神经反应、一过性血尿和可吸收自限性气胸。

超声引导血管通路

在适当的无菌条件下,使用彩色多普勒对动脉和静脉进行鉴别。

在 B 型模式下,静脉壁薄且可压缩,无搏动,Valsalva 动作下可扩张,加压过大可压扁。

颈内静脉:位于颈内动脉前外侧(中心静脉插管)。

股静脉:位于股动脉内侧。

超声引导下插管有益于脱水、皮肤瘢痕和有插管失败史的患者。

耻骨上导管插入术

用于导尿困难或导尿禁忌的急性尿潴留患者。

腰椎穿刺

用于识别腰椎棘突（强回声伴声影），定位棘突间隙以便穿刺进针。

经颈静脉肝内门体分流术

通常用于缓解门脉高压、难治性腹水的症状。

经颈静脉入路，通过肝下水平下腔静脉进入右肝静脉。

穿刺针从肝静脉进入肝内门静脉，形成分流。

在监测门脉压力梯度的情况下，通道扩张至约 10mm。

搭桥支架留在原位。

支架阻塞、支架狭窄、肝静脉狭窄等并发症都可能发生。

第七部分

超声技术的最新进展

Part VII

45 超声技术的最新进展

三维超声

除了超声波可从多角度发出外,其工作原理与传统的二维超声类似。

接受这些反射波后,可以提供足够的信息来构建三维图像。

优势

1. 多平面。

2. 高空间分辨率。

3. 扫查时间短。

4. 可重复性。

5. 可以存储图像以备重估。

6. 远程会诊。

7. 后处理(超声断层成像、容积成像和自动切割)。

8. 测量病变的体积和血管密度。

采集

1. 手动采集(机械探头):由操作者移动探头采集数据。

2. 基于传感器采集(自由臂感知技术):发射器产生脉冲电磁场,由探头上的传感器检测采集。

3. 自动采集(无需位置感测的自由臂扫查)。

解剖信息作为数据集获取。

任何解剖扫查平面都可以。

在 XYZ 轴旋转获得高质量的图像。

适应证

妇科:

先天性子宫畸形。

附件肿块的特征。

邻近器官浸润。

体积测量。

产科(图 45.1):胎儿面部、唇裂和腭裂、颈部厚度、心脏、骨骼和神经管缺陷等。

生理盐水宫腔声学造影。

前列腺癌。

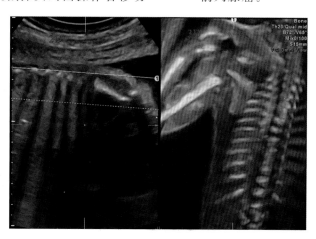

图 45.1 胎儿的二维和三维超声对比

肿瘤。

介入。

增强的数据存储能力允许扩展视野、全景成像。

三维+时间：四维（三维运动视频，实时解剖视频）。

通过每秒 30 帧的容积图像，将快速的三维图像序列处理成实时三维图像。

采用的超声波频率与普通超声频率相类似，但超声波发射的方向更多。

三维+时间+声音：五维。

快速聚焦超声成像

允许动态结构（如心脏瓣膜）的高速三维成像。

相当于磁共振成像。

高空间分辨率（线/图像数量增加）。

图像锐化。

断层超声成像，容积超声成像

在容积数据中可显示多个平行切片，类似于 CT 和 MRI。

一次显示多个切片→快速方便地查看容积信息。

最大限度地减少扫查时间。

容积对比成像-冠状面成像

仅四维实时技术可显示冠状面成像。

增强的组织对比分辨率。

基于四维容积数据采集，对厚切片组织数据进行容积绘制。

提供常规 B 型模式扫查无法获取的平面。

有助于发现可疑病变。

应用

- 产科成像：在二维扫查中，胎儿体位使

解剖结构显示不清。
- 妇科：使操作者能够沿着子宫轴线准确定位扫查平面。
- 泌尿科：评估尿失禁。
- 乳腺：通过描绘病变和邻近乳腺实质的结构，有助于区分结节良恶性。

斑点抑制成像

斑点在超声图像中是一种固有的伪像，它掩盖了潜在的解剖结构，并降低了空间分辨率和对比分辨率。

第一个有助于显著减少斑点的实时算法。

增强边缘和边界。

高信噪比。

时间-空间相关成像

评估复杂的解剖关系。

以每秒>40 个容积的速率获取四维超声图像。

胎儿超声心动图的有利辅助手段（因为胎儿心率非常快）。

磁共振/超声引导高强度聚焦超声消融

原理

其基本原理与用放大镜聚焦阳光并产生热量进行燃烧相同。

在声波传递过程中，超声能量在组织穿透过程中的吸收会引起空化损伤和凝固性热坏死。

一种治疗性的微创方法，利用声透镜将多束相交的超声波专门聚焦在身体内的特定目标上，将声波能量直接导入体内。

适应证

子宫肌瘤与子宫腺肌症。

原发性和转移性肿瘤,即使在定位困难的部位(肝脏、前列腺、乳腺、胰腺和软组织肉瘤)。

优势

微创。

更少的痛苦。

由于血流会消除血管壁的热能,因此在大血管附近消融肿瘤是安全的,而外科手术则风险较大。

恢复迅速。

没有瘢痕。

性价比高。

虚拟 CT 超声成像

实时同步多平面重建 CT 与相应常规超声图像的系统。

用于检测肝小结节。

可以床旁经皮超声引导活检。

超声造影(微气泡)

右心造影(右向左分流)。

左心造影。

微气泡通过非线性背向散射增加血液的反射率。

两种形式:

非靶向:超声心动图。

靶向:疾病/器官特异性。

用于监测治疗反应。

经会阴超声

检查方法

二维:线阵探头,凸阵探头(经阴道探头)。

三维:复合探头(容积成像)。

扫查平面:矢状面、冠状面和轴向面。

戴上手套,将探头轻轻放置在会阴上。

三个间隔部位:

前方:膀胱、尿道。

中间:阴道、子宫。

后方:直肠、肛门。

优势

1. 无辐射。

2. 廉价。

3. 能够更好地了解盆底疾病的动力学和潜在治疗方法。

4. 简便易行。

5. 可以看到无张力的阴道悬带、吊索和网片。

局限性

1. 多间隔部位疾病。

2. 操作者依赖性。

3. 视野有限。

4. 设备依赖性。

5. 不能区分直肠膨出、直肠肠套叠和会阴过度活动。

适应证

1. 压力性尿失禁

评估膀胱颈活动度。

超声表现

Valsalva 动作或静息时,内尿道口漏斗状。

Valsalva 动作时直肠膀胱角度 $> 120°$（正常为 $90° \sim 120°$）。

Valsalva 动作时膀胱颈下降 $> 3mm$（从膀胱颈到耻骨联合的距离）。

2. 盆腔脏器脱垂

盆腔器官移动至参考线以下(耻骨联合下方)。

膀胱膨出:异常的膀胱下降。

肠疝:突向阴道后。

直肠膨出:肛门直肠交界处直肠壁膨出。

3. 大便失禁：肛门内外括约肌变薄或破裂。

4. 术后评估脱垂、尿失禁和手术并发症。

5. 经会阴三维超声可动态描绘无张力阴道悬带(TVT)。

6. 替代经阴道超声(TVS)测量妊娠晚期子宫颈长度。

血管内超声

血管内超声是血管造影有价值的辅助手段，为冠心病的诊断和治疗提供了新的视野。

设备

1. 导管：带有微型探头。

2. 控制台：包含重建图像所需的电子设备。

3. 高频探头 20～50MHz：分辨率极佳。

适应证

1. 腔内斑块诊断的金标准。断层扫描用于评估：

• 管腔面积。

• 斑块大小。

• 斑块的分布和组成。

2. 对于血管造影成像有问题的血管。

弥漫性病变节段。

开口或分叉处狭窄。

偏心斑块。

血管造影短缩的血管。

3. 提供动脉粥样硬化斑块的独特图像，而不仅仅是管腔。

脂质：透声可，均质回声。

纤维肌性：较软，低回声。

纤维或钙化：回声较强。

纤维组织：回声不强，但强于肌肉/脂肪组织。

钙化：回声强。

弹性成像

引言

软组织的弹性取决于：

1. 它们的分子结构(脂肪、胶原蛋白)。

2. 这些结构的微观和宏观结构组织。

软组织触诊的标准医疗实践是基于对组织硬度的定性评估。

基本原理

软组织的硬度和应变被用来检测分类肿瘤。肿瘤或可疑癌的硬度是正常软组织的 5～28 倍(图 45.2)。

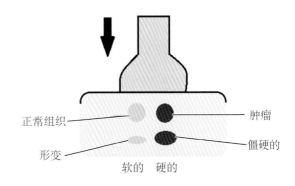

图 45.2　弹性成像原理

当施加机械压缩或振动时，肿瘤的形变小于周围组织，也就是说，肿瘤内的应变较小。

这项新技术可以对生物组织的硬度/僵硬度进行评估和成像。

某些恶性肿瘤表现为组织力学性质的改变。

超声声辐射力脉冲成像：利用声辐射力生成软组织力学特性的图像。

适应证

1. 肝纤维化定量。

2. 评估非酒精性脂肪肝的弹性。

3. 在正常乳腺,腺体结构(更坚硬)＞结缔组织＞皮下脂肪。

4. 结直肠癌:分层结构图像。

指导治疗决策。

术前肿瘤/淋巴结分期。

5. 前列腺:靶向活检(图 45.3)。

组织谐波成像

引言

谐波信号的振幅明显低于基波频带(图 45.4)。

为了避免噪声和散射,只有当声束在组织中达到一定的深度时才会产生谐波。

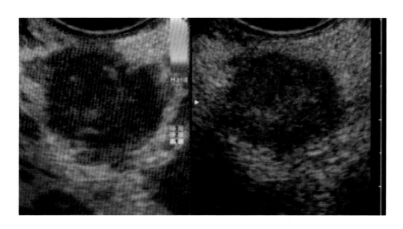

图 45.3 癌组织的弹性成像

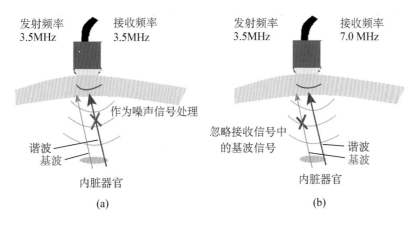

(a)　　　　　　　　　(b)

图 45.4 基波成像(a)和组织谐波成像(b)的原理

基本原理

在传统超声中,接收频率和发射到患者体内的频率相同,以产生超声图像。

在组织谐波成像中,超声波束通过组织非线性波传播产生的高频谐波,用于产生超声图像。

二次谐波或两倍基频用于成像。

优势

1. 提高横向分辨率(减少超声波束宽度)。
2. 减少旁瓣和体壁伪像(由于谐波信号是在组织内产生的)。
3. 高信噪比。
4. 精细描述解剖的细微结构。
5. 囊性和实性病变。
6. 高对比度和空间分辨率。
7. 液性结构或模糊的结构都可以清晰显示。

适应证

1. 脂肪肝。
2. 肝转移。
3. 是否存在胆囊沉积物。
4. 降主动脉壁。
5. 门静脉及其血栓。
6. 胰腺的边界。
7. 左肾下极。
8. 肾小囊肿。
9. 少量游离液体。
10. 妊娠期胎心。
11. 肥胖患者。

对比谐波

提升了以下结构的检测:

1. 深部小血管。
2. 低流速血管。
3. 异常肿瘤血管。
4. 狭窄性病变。
5. 缺血区。

谐波 B 型模式。

谐波彩色多普勒。

谐波频谱多普勒。

谐波能量模式。

参考文献

[1] M. Hofer, Teaching Manual of Colour Duplex Sonography: A Workbook on Colour Duplex Ultrasound and Echocardiography.

[2] P. W. Callen, Ultrasonography in Obstetrics and Gynecolgy, 6th ed, Elsevier, Philadelphia, PA, 2016.

[3] C. M. Rumack, S. Wilson, J. W. Charboneau, and D. Levine, Diagnostic Ultrasound: 2-Volume Set, 4th ed, Elsevier Health-US, Atlanta, GA, 2010.

[4] S. M. Penny, Examination Review for Ultrasound: Abdomen & Obstetrics and Gynaecology, Lippincott Williams & Wilkins, Philadelphia, PA, 2010.

[5] W. Herring, Learning Radiology: Recognizing the Basics, Mosby Elsevier, Philadelphia, PA, 2007.

[6] A. Adam, Grainger & Allison's Diagnostic Radiology: 2-Volume Set, Elsevier Health-UK, Kidlington, UK, 2014.

[7] D. Sutton, Textbook of Radiology & Imaging: 2-Volume Set, Elsevier, New Delhi, India, 2009.

[8] S. G. Davies, Chapman & Nakielny's Aids to Radiological Differential Diagnosis, Elsevier Health-UK, Kidlington, UK, 2014.

[9] W. E. Brant, and C. Helms, Fundamentals of Diagnostic Radiology: 4-Volume Set, Wolters Kluwer, Alphen aan den Rijn, the Nether-

lands，2012.

［10］ W. Dahnert，Radiology Review Manual，Wolter Kluwer，Alphen aan den Rijn，the Netherlands，2011.

［11］ W. Dahnert，Radiology Review Manual，Wolter Kluwer，Alphen aan den Rijn，the Netherlands，

2011.

［12］ World Health Organization（WHO）and World Federation for Ultrasound in Medicine and Biology，Manual of Diagnostic Ultrasound，Volume 1 and 2，2013.

示例问题

简短说明

问题 1:超声成像原理。

问题 2:超声成像探头。

问题 3:实时超声。

问题 4:压电效应。

问题 5:超声耦合剂。

问题 6:空间分辨率。

问题 7:时间增益补偿。

问题 8:超声伪像。

问题 9:超声波的生物学效应。

问题 10:行为监督人。

问题 11:肝脏的节段解剖。

问题 12:肝脏的血管解剖。

问题 13:肝硬化合并门脉高压的超声表现。

问题 14:超声在肝炎中的表现。

问题 15:感染性肝损害。

问题 16:肝脏局灶性病变。

问题 17:肝转移的不同超声表现。

问题 18:急性胆囊炎的超声表现。

问题 19:胆囊不显像的原因。

问题 20:胆囊壁增厚的原因。

问题 21:不同类型胆管炎的超声表现。

问题 22:胆管癌。

问题 23:胆总管囊肿分类。

问题 24:脾脏各种囊性和实性病变的分类。

问题 25:脾肿大的原因。

问题 26:急性胰腺炎及其并发症的超声表现。

问题 27:胰腺腺癌。

问题 28:胰腺各种囊性肿瘤。

问题 29:肾脏的正常变异。

问题 30:先天性肾脏异常。

问题 31:肾脏各种感染性病变。

问题 32:肾囊性疾病。

问题 33:肾脏肿瘤病变。

问题 34:泌尿生殖系统疾病。

问题 35:肾细胞癌。

问题 36:婴儿肾脏与成人肾脏的区别。

问题 37:肾盂积水。

问题 38:列举主动脉分支。

问题 39:列举下腔静脉的属支。

问题 40:腹主动脉瘤。

问题 41:青春期前和青春期后子宫的差异。

问题 42:月经周期不同阶段子宫内膜的表现。

问题 43:异常子宫出血。

问题 44:月经过多。

问题 45:子宫内膜息肉。

问题 46:平滑肌瘤。

问题 47:子宫腺肌病。

问题 48:盆腔炎性疾病超声表现。

问题 49:盆腔囊性病变。

问题 50:子宫内膜异位症。

问题 51:宫颈癌。

问题 52:卵巢肿瘤的分类。

问题 53:超声如何区分卵巢良性肿瘤和恶性肿瘤?

问题 54:描述前列腺的分区解剖和超声表现。

问题 55:前列腺癌。

问题 56:列举腹膜后和腹膜内器官。

问题 57:描述各种腹膜腔间隙。

问题 58:简单描述腹水。

问题 59:创伤重点超声评估。

问题 60:急腹症的超声表现。

问题 61:腹部结核的超声表现。

问题 62:右下腹疼痛的超声表现。

问题 63:阑尾炎的超声表现。

问题 64:肝脏囊性病变。

问题 65:肝脏良性病变。

问题 66:肝细胞癌。

问题 67:妊娠早期正常宫内妊娠的超声表现。

问题 68:双蜕膜囊征。

问题 69:早孕失败。

问题 70:妊娠早期并发症。

问题 71:胎盘早剥。

问题 72:前置胎盘。

问题 73:羊水量评估。

问题 74:妊娠滋养细胞肿瘤。

问题 75:异位妊娠。

问题 76:水肿。

问题 77:超声显示胎儿宫内死亡的征象。

问题 78:宫颈功能不全的超声表现。

问题 79:先天性子宫畸形。

问题 80:禁止产前诊断鉴定胎儿性别法案

问题 81:产前诊断的消化道病变。

问题 82:胎盘的影像。

问题 83:不孕症的影像。

问题 84:宫内发育迟缓的多普勒评估。

问题 85:经阴道扫查在女性不孕症中的应用。

问题 86:染色体异常标记物的产前超声特征。

问题 87:脐带的血管和结构异常。

问题 88:描述双胎妊娠并发症的各种超声表现。

问题 1：排卵后,卵泡塌陷形成

    (a) Graffian 卵泡

    (b) 黄体

    (c) 出血体

    (d) 白体

问题 2：hCG(人绒毛膜促性腺激素)由哪项组成

    (a) 羊膜囊

    (b) 卵黄囊

    (c) 合体滋养层细胞

    (d) 蜕膜

问题 3：怀孕期间,哪项会阻止黄体退化

    (a) 促黄体生成素

    (b) 促卵泡激素

    (c) 促黄体生成素和促卵泡激素

    (d) 人绒毛膜促性腺激素

问题 4：卵黄囊的功能是

    (a) 转移营养

    (b) 血管生成

    (c) 造血

    (d) 以上都对

问题 5：在羊膜带综合征中,除哪项外均为真

    (a) 发生于发育性绒毛膜羊膜分离

    (b) 可能导致肢体-体壁复合体

    (c) 胚胎可以延伸到羊膜和绒毛膜之间的空间

    (d) 由医源性羊膜破裂产生

问题 6：脐带的所有组成部分,除了

    (a) 脐带血管

    (b) 脐带囊肿

    (c) 卵黄管

    (d) 尿囊

问题 7：脐动脉起源于

    (a) 胎儿髂内动脉

    (b) 胎儿髂外动脉

    (c) 母体髂内动脉

    (d) 母体髂外动脉

问题 8：新生儿脐动脉的形成

    (a) 脐正中韧带

    (b) 脐内侧韧带

    (c) 圆韧带

    (d) 静脉韧带

问题 9：尿囊变小

    (a) 脐尿管

    (b) 脐正中韧带

    (c) (a) 及 (b) 项

    (d) 脐内侧韧带

问题 10：急性出血通常是

    (a) 高回声

    (b) 低回声

    (c) 无回声

    (d) 以上都不是

问题 11：异位妊娠最常见的着床部位是

    (a) 子宫角

    (b) 输卵管

    (c) 卵巢

    (d) 子宫颈

问题 12：异位妊娠的首选药物是

    (a) 米非司酮

    (b) 米索前列醇

    (c) 甲氨蝶呤

    (d) 以上所有

问题 13：异位妊娠的最终诊断由哪项确诊

    (a)经腹超声

    (b)彩色多普勒

    (c)经阴道超声

    (d)腹腔镜检查

问题 14：胚胎头后部最早的囊性结构，后来
形成正常的第四脑室

    (a)前脑

    (b)后脑

    (c)中脑

    (d)端脑

问题 15：正常情况下，头部侧脑室的内部回
声结构是

    (a)脉络丛

    (b)脉络膜血管瘤

    (c)间脑

    (d)碎片

问题 16：正常的生理性前腹壁疝出现在

    (a)6 周

    (b)8 周

    (c)12 周

    (d)18 周

问题 17：颅骨缺损伴颅内内容物突出的是

    (a)露脑畸形

    (b)枕骨裂露脑畸形

    (c)全前脑畸形

    (d)脑膨出

问题 18：香蕉征是哪种疾病特点

    (a)脊柱裂

    (b)丹迪沃克畸形

    (c)胼胝体发育不全

    (d)无脑畸形

问题 19：所有的均与 21-三体相关，除了

    (a)鼻骨缺失

    (b)颈项褶厚度增加

    (c)十二指肠闭锁

    (d)草莓头

问题 20：腹壁中线缺损的是

    (a)脐膨出

    (b)脐疝

    (c)a 和 b

    (d)腹裂

问题 21：正常的胎儿肾脏出现在

    (a)6 周

    (b)10 周

    (c)12 周

    (d)16 周

问题 22：所有都是 18-三体的特征，除外

    (a)鼻骨缺失

    (b)草莓状头骨

    (c)脉络丛囊肿

    (d)囊状淋巴管瘤

问题 23：所有都是染色体缺陷的软指标，
除了

    (a)脉络丛囊肿

    (b)肠管回声增强

    (c)心内强回声灶

    (d)积水

问题 24：诊断脑室扩大时，测量侧脑室后角
前房的横径应

    (a)>3mm

    (b)6mm

    (c)>10mm

    (d)>20mm

问题 25：枕大池扩大的大小

    (a)>10mm

    (b)>20mm

    (c)>5mm

    (d)15mm

问题 26：脐旁侧腹壁缺损的是

    (a)脐膨出

    (b)腹裂

    (c)脐疝

    (d)Cantrell 五联征

问题 27：16 周后羊水的主要来源是

    (a)胎尿

    (b)胎肺

    (c)胎盘

(d)胎儿皮肤

问题28:所有都是双肾发育不全的特征,
除外
(a)严重羊水过少
(b)钥匙孔征
(c)肾上腺平躺征
(d)未见肾脏和膀胱

问题29:多少周可以确定胎儿性别
(a)8 周
(b)10 周
(c)12 周
(d)16 周

问题30:由空气/气体引起的伪像称为
(a)镜像伪像
(b)彗星尾伪像
(c)后方声影
(d)后方回声增强

问题31:除以下器官外,均为腹膜后器官
(a)主动脉
(b)肝
(c)肾
(d)十二指肠

问题32:移行细胞癌常见于
(a)肝
(b)膀胱
(c)脾
(d)十二指肠

问题33:肾母细胞瘤是一种小儿恶性肿瘤,
累及
(a)肾上腺
(b)脾
(c)肾
(d)膀胱

问题34:下列哪一项不是腹膜内器官
(a)肝
(b)脾
(c)胆囊
(d)十二指肠

问题35:所有器官都是腹膜后器官,除了

(a)肾上腺
(b)子宫
(c)卵巢
(d)主动脉

问题36:最常见的肝脏良性肿瘤是
(a)血管瘤
(b)肝腺瘤
(c)局灶性结节增生
(d)单纯性肝囊肿

问题37:胰母细胞瘤是
(a)小儿胰腺良性肿瘤
(b)小儿胰腺恶性肿瘤
(c)成人胰腺良性肿瘤
(d)成人胰腺恶性肿瘤

问题38:嗜酸细胞瘤是哪个部位肿瘤
(a)肝
(b)脾
(c)肾
(d)胰

问题39:由所有三个生殖细胞层的组织构成
的肿瘤是
(a)血管平滑肌脂肪瘤
(b)骨肉瘤
(c)骨软骨瘤
(d)畸胎瘤

问题40:所有的结构均位于肝门,除了
(a)门静脉主干
(b)肝静脉
(c)胆总管
(d)肝动脉

问题41:当腹主动脉穿过膈肌下方时,下列
哪一项是腹主动脉的第一分支
(a)胃左动脉
(b)腹腔动脉干
(c)肠系膜上动脉
(d)膈动脉

问题42:在超声上,位于门静脉左支附近的
圆韧带由于以下原因出现高回声
(a)水

(b)脂肪

(c)淋巴结

(d)血管

问题43:在超声上,可见胆囊壁弥漫性增厚伴高回声灶和彗星尾伪像的是

(a)胆囊癌

(b)胆囊炎

(c)胆囊肌腺症

(d)胆囊息肉

问题44:超声显示中心点征的是

(a)Carolis 病

(b)局灶性结节增生

(c)胆管炎

(d)脓肿

(中心点征:多个囊性结构围绕的中心点状回声,是门静脉分支被扩张的胆管包围。)

问题45:经腹超声检出孕囊,最小是多大

(a)5～10mm

(b)10～17mm

(c)15～20mm

(d)20～30mm

问题46:12周产前超声可以诊断哪些异常

(a)多囊性肾发育不良

(b)无脑畸形

(c)胼胝体发育不全

(d)骨骼发育不良

问题47:草莓状胆囊见于

(a)瓷样胆囊

(b)胆囊息肉

(c)胆固醇结晶

(d)胆囊癌

问题48:囊内囊征象见于

(a)肺结核空洞

(b)曲菌瘤

(c)包虫囊肿

(d)阿米巴脓肿

问题49:探查微量腹水,应选择

(a)磁共振

(b)PET 扫描

(c)超声

(d)卧位腹部平片

问题50:创伤患者的床边筛查工具

(a)移动 X 线平片

(b)超声

(c)腹腔灌洗

(d)CT 扫描

问题51:肝脏中边界清晰的小高回声病变可能为

(a)单纯性肝囊肿

(b)肝腺瘤

(c)血管瘤

(d)胆道错构瘤

问题52:双侧小而光滑的肾脏,回声增强,皮髓质不清

(a)肾结石

(b)肾髓质囊性病/肾结核

(c)髓质海绵肾

(d)多囊性肾发育不良

问题53:所有都有辐射,除了

(a)CT 扫描

(b)超声

(c)X 线

(d)PET-CT

问题54:超声探头由以下材料制成

(a)钆

(b)石英

(c)锆酸铅

(d)锶

问题55:超声上,哪一个有回声

(a)血管

(b)骨骼

(c)胆汁

(d)膀胱

问题56:超声显示儿童肾脏增大,回声增强,可能为

(a)成人型多囊肾

(b)婴儿型多囊肾

(c)多囊性肾发育不良

(d)肾髓质囊性病

问题 57:Bertin 肾柱肥大是

(a)肾脏炎症

(b)肾窦肿瘤

(c)正常变异

(d)尿道疾病

问题 58:超声上成人型多囊肾的诊断标准是
每个肾脏

(a)0～2 个囊肿

(b)3～5 个囊肿

(c)6～7 个囊肿

(d)无数小囊肿

问题 59:新生儿肾上腺影像诊断方法是

(a)CT 扫描

(b)超声

(c)MRI

(d)MIBG 扫描

问题 60:在前列腺增生症中,除了

(a)前列腺外侧叶增大

(b)膀胱内残余尿

(c)远端输尿管鱼钩征

(d)膀胱小梁

问题 61:小结节性肝硬化最常见的原因是

(a)酒精

(b)慢性病毒性肝炎

(c)(a)及(b)项

(d)以上都不对

问题 62:所有这些都是肝硬化的特征,除了

(a)回声纹理粗糙,不均匀

(b)表面结节样改变

(c)星空图案

(d)尾状叶增大

问题 63:所有这些都是慢性肝炎的特征,
除了

(a)肝肿大

(b)尾状叶增大

(c)胆囊壁增厚

(d)门静脉套袖征

问题 64:使用口服避孕药的女性最常见的肝
肿瘤是

(a)局灶性结节增生

(b)肝腺瘤

(c)纤维板层癌

(d)血管瘤

问题 65:肝包虫囊肿,以下哪项不正确

(a)由溶组织内阿米巴引起

(b)囊肿有三层

(c)有睡莲征

(d)可能发生钙化

问题 66:胆囊的 WES 征提示

(a)胆结石

(b)胃癌

(c)胃穿孔

(d)正常变异

问题 67:所有的肿瘤都是胃肿瘤,除了

(a)胃泌素瘤

(b)胃淋巴瘤

(c)革囊胃

(d)以上所有

问题 68:小网膜位于

(a)肝和肾

(b)胃和胰腺

(c)脾和肾

(d)肝和脾

问题 69:肿瘤有关的腹腔积液是

(a)腹膜腹水

(b)渗出性腹水

(c)漏出性腹水

(d)乳糜性腹水

问题 70:超声波是超过多少频率的声波

(a)2kHz

(b)20kHz

(c)20MHz

(d)20Hz

问题 71:超声波是由什么产生

(a)发电机

(b)扩音器

(c)探头

(d)发射机

问题72:探头是

(a)超声波发射器

(b)超声波接收器

(c)(a)及(b)项

(d)以上都不是

问题73:实时图像是

(a)快速序列中的多个 B 型模式
图像

(b)快速序列中的多个 A 型模式
图像

(c)M 型模式图像

(d)以上都不是

问题74:超声波传播为

(a)横波

(b)纵波

(c)圆周运动

(d)以上所有

问题75:软组织的平均传播速度为

(a)1440m/s

(b)340m/s

(c)1540m/s

(d)4620m/s

问题76:下面哪项是错误的

(a)高频比低频容易被吸收和散射

(b)高频具有更好的分辨率,但穿透
深度较小

(c)低频穿透性更好,但分辨率更低

(d)高频穿透性更好

问题77:所有都是镜面反射,除了

(a)胎儿颅骨

(b)血管壁

(c)肝

(d)膈肌

问题78:线阵探头用于

(a)乳腺超声

(b)心脏超声

(c)经阴道超声

(d)上腹部超声

问题79:扇扫探头用途,除了

(a)妇科检查

(b)心脏检查

(c)上腹部

(d)甲状腺

问题80:回声增强见于

(a)透明囊液

(b)骨骼

(c)结石

(d)肋骨

问题81:对于耦合剂,哪项是正确的

(a)消除探头和体表之间的空气

(b)水是一种很好的耦合剂

(c)油也可用作长期耦合剂

(d)在探头和患者皮肤之间形成
屏障

问题82:以下哪项是正确的

(a)门静脉边界有较亮的回声

(b)肝静脉边界明亮(反射壁)

(d)门静脉和肝静脉都有明亮的
边界

(d)以上都不对

问题83:正常成人主动脉在剑突水平的横
径为

(a)1cm

(b)3cm

(c)4cm

(d)5cm

问题84:下腔静脉受侵袭在所有疾病中都很
常见,除了

(a)肾细胞癌

(b)肝癌

(c)肾上腺癌

(d)脾癌

问题85:肝脏的高回声结构

(a)镰状韧带

(b)门静脉

(c)肝动脉

(d)胆总管

问题86:以下哪一项回声更高

(a)肝

(b)胰

(c)脾

(d)肾

问题87:所有均为急性肝炎的表现,除了

(a)肝轻度肿大

(b)胆囊壁增厚水肿

(c)肝实质正常

(d)多发性病变回声

问题88:Von Meyenberg 复合物与哪项有关

(a)肝脓肿

(b)胆管囊腺瘤

(c)胆管错构瘤

(d)肝血管瘤

问题89:牛眼征是哪种疾病典型表现

(a)包虫囊肿

(b)嗜酸细胞瘤

(c)局灶性结节增生

(d)转移瘤

问题90:所有患者中均可出现胆囊增大,除了

(a)高脂饮食

(b)低脂饮食

(c)静脉营养

(d)脱水

问题91:除以下因素外,所有都是胆囊内活动性回声病变的原因

(a)结石

(b)息肉

(c)沉积物

(d)蛔虫病

问题92:除以下因素外,所有都是导致胆囊内非活动性回声病变的原因

(a)息肉

(b)肿瘤

(c)沉积物

(d)黏膜皱襞

问题93:胆囊壁的正常厚度

(a)<3mm

(b)3~5mm

(c)>5mm

(d)以上都不对

问题94:除以下因素外,所有都是导致胆囊壁普遍增厚的原因

(a)胆囊炎

(b)慢性心衰

(c)肝炎

(d)胆囊息肉

问题95:年轻人的正常胆总管直径是

(a)6~7mm

(b)10~12mm

(c)1~2cm

(d)以上都不对

问题96:门静脉由哪些血管汇合而成

(a)肝静脉和脾静脉

(b)脾静脉和胃静脉

(c)肝静脉和肠系膜上静脉

(d)脾静脉和肠系膜上静脉

问题97:正常脾静脉直径

(a)<3mm

(b)<10mm

(c)<20mm

(d)以上都不对

问题98:胰腺缩小、回声增高提示

(a)急性胰腺炎

(b)胰头癌

(c)慢性胰腺炎

(d)以上所有

问题99:引起胰腺增大回声减低,除了

(a)急性胰腺炎

(b)慢性胰腺炎

(c)肿瘤

(d)胰腺囊性病变

问题100:胰头的正常直径

(a)约1cm

(b)约2cm

(c)约 3cm

(d)约 4cm

问题 101:所有这些都是脾肿大的原因,除了

(a)疟疾

(b)梗死

(c)淋巴瘤

(d)门脉高压

问题 102:以下哪项回声最强

(a)肾窦

(b)肾皮质

(c)肾髓质

(d)肾锥体

问题 103:肾窦包括,除了

(a)脂肪

(b)血管

(c)集合系统

(d)锥体

问题 104:所有这些都是肾脏萎缩的原因,除了

(a)急性肾静脉血栓形成

(b)慢性肾衰竭

(c)肾动脉狭窄

(d)终末期肾静脉血栓形成

问题 105:所有这些都是局限性膀胱壁增厚的原因,除了

(a)肿瘤

(b)肉芽肿

(c)前列腺梗阻

(d)创伤

问题 106:膀胱内靠近输尿管口的囊性病变

(a)膀胱膨出

(b)输尿管囊肿

(c)前列腺小囊

(d)以上所有

问题 107:膀胱缩小见于

(a)前列腺增大

(b)尿道狭窄

(c)肺结核

(d)尿道瓣膜

问题 108:子宫内膜增厚、回声增高,见于

(a)增殖期

(b)黄体期

(c)分泌期

(d)以上都不对

问题 109:伴有钙化(骨/牙齿)的复杂卵巢病变是

(a)子宫内膜瘤

(b)出血性囊肿

(c)Brenner 瘤

(d)皮样囊肿

问题 110:胎儿畸形筛查最好在

(a)10—12 周

(b)18—20 周

(c)28—30 周

(d)34—36 周

问题 111:双回声环(双蜕膜征)高度提示

(a)绒毛膜癌

(b)异位妊娠

(c)正常妊娠

(d)不完全流产

问题 112:子宫内暴风雪效应是哪项疾病特征

(a)葡萄胎

(b)异位妊娠

(c)子宫腺肌病

(d)子宫肌瘤

问题 113:估计 11 周以内胎龄的最可靠参数

(a)BPD

(b)AC

(c)FL

(d)CRL

问题 114:颅骨从一侧到另一侧的最大直径

(a)BPD

(b)HC

(c)胎头指数

(d)以上都是

问题 115:无脑畸形最早可以被发现是在

(a)5—6 周

(b)11—12 周

(c)14—15 周

(d)18—20 周

问题 116:以下所有情况均与羊水过多有关，除了

(a)空肠梗阻

(b)中枢神经系统异常

(c)尿路异常

(d)孕期糖尿病

问题 117:以下所有情况均与羊水过少有关，除了

(a)肾脏异常

(b)胎膜破裂

(c)胃肠道梗阻

(d)过度成熟

问题 118:Spalding 征的特征是

(a)胎儿死亡

(b)积水

(c)无脑畸形

(d)脊柱裂

问题 119:所有都可有胎盘增厚,除了

(a)Rh 不相容

(b)先兆子痫

(c)胎盘早剥

(d)孕期中度糖尿病

问题 120:正常的脐带有

(a)两条动脉一条静脉

(b)两条静脉一条动脉

(c)一条动脉一条静脉

(d)两条动脉两条静脉

问题 121:以下哪项是超声的副作用

(a)辐射

(b)有创性

(c)热效应

(d)以上都不对

问题 122:可见蜕膜内征象大约在

(a)停经 10 周

(b)停经 2 周

(c)停经 7 周

(d)停经 5 周

问题 123:妊娠囊内可以看到的第一个结构是

(a)卵黄囊

(b)胎芽

(c)胎心

(d)以上都不对

问题 124:双气泡征代表

(a)卵黄囊与胚胎

(b)羊膜和卵黄囊

(c)羊膜和卵黄管

(d)卵黄囊和卵黄管

问题 125:以下所有都应怀疑早孕失败,除了

(a)经阴道超声孕囊＞8mm,无卵黄囊

(b)经阴道超声孕囊＞16mm,无胎芽

(c)经阴道超声头臀长＞5mm,无胎心

(d)经阴道超声头臀长＞2mm,无胎心

问题 126:第 11—14 周时进行扫查可以检测到的问题,除了

(a)胎儿颈项皮肤厚度

(b)胎儿结构缺陷

(c)无脑畸形

(d)鼻骨缺失

问题 127:所有这些都是早孕失败的标准,除了

(a)妊娠囊变形

(b)薄层滋养层反应(＜2mm)

(c)子宫腔内妊娠囊低位

(d)以 1.1m/d 的速度增长

问题 128:所有这些都是胚亡的标准,除了

(a)未见胚胎羊膜显示

(b)可见胚胎羊膜显示

(c)羊膜边缘不规则塌陷

(d)卵黄囊钙化

问题 129:蜕膜提示

(a)葡萄胎

(b)正常妊娠

(c)异位妊娠

(d)纤维瘤

问题130:颅骨端不规则,颅骨强回声环消
失,提示

(a)无脑畸形

(b)脑膨出

(c)无颅骨畸形

(d)积水型无脑畸形

问题131:柠檬头是哪个疾病的特征

(a)胼胝体发育不全

(b)脊柱裂

(c)Dandy-Walker 畸形

(d)全前脑畸形

问题132:复发性妊娠中期流产与哪项有关

(a)染色体异常

(b)胎儿结构缺陷

(c)宫颈功能不全

(d)以上都不对

问题133:Lambda峰或双峰征提示

(a)双绒毛膜双羊膜囊双胎

(b)单绒毛膜双羊膜囊双胎

(c)单绒毛膜单羊膜囊双胎

(d)连体双胞胎

问题134:位于胆囊窝和圆韧带之间的肝叶

(a)尾状叶

(b)方叶

(c)左叶

(d)右叶

问题135:所有这些都是子宫增大的原因,
除了

(a)子宫内膜异位症

(b)弥漫性子宫平滑肌瘤

(c)子宫腺肌病

(d)子宫内膜癌

问题136:附件复杂囊性肿块伴 hCG 阳性的
最不可能的原因,除了

(a)异位妊娠

(b)黄体囊肿

(c)卵泡膜叶黄素囊肿

(d)出血性囊肿

问题137:不断增长充满集合系统的结石是

(a)Jack stone 石

(b)鹿角形结石

(c)胆固醇结石

(d)尿酸结石

问题138:所有因素都是引起子宫内膜增厚
的原因,除了

(a)正常宫内节育器

(b)异位妊娠

(c)妊娠残留产物

(d)子宫内膜异位症

问题139:所有这些都是导致母体血清甲胎
蛋白升高的原因,除了

(a)多胎妊娠

(b)神经管缺陷

(c)唐氏综合征

(d)胎亡

问题140:妊娠中期后胎盘弥漫性增大的
原因

(a)孕期高血压

(b)毒血症

(c)胎儿宫内发育迟缓

(d)孕期糖尿病

问题141:胎儿无胃泡和哪些相关,除了

(a)食管闭锁

(b)Ladd 索带

(c)吞咽异常

(d)羊水过少

问题142:妊娠剧吐和哪些有关,除了

(a)肥胖

(b)葡萄胎

(c)细菌性胃肠炎

(d)多胎妊娠

问题143:巨大胎儿的并发症

(a)肩难产

(b)TORCH 病原体感染

(c)肺发育不全

(d)畸形足

问题 144:下列哪项不是腹腔动脉的分支

 (a)脾动脉

 (b)胃十二指肠动脉

 (c)胃左动脉

 (d)肝总动脉

问题 145:胆囊的供血动脉是

 (a)腹腔动脉干

 (b)胃十二指肠动脉

 (c)胆囊动脉

 (d)肝总动脉

问题 146:下腔静脉在右肾动脉的

 (a)后方

 (b)中间

 (c)侧面

 (d)前面

问题 147:哪个结构穿过腹主动脉和肠系膜上动脉

 (a)左肾静脉

 (b)腹腔动脉干

 (c)右肾动脉

 (d)左肾动脉

问题 148:哪个结构可调节 Vater 壶腹胆汁流入十二指肠

 (a)主胰管

 (b)副胰管

 (c)Oddi 括约肌

 (d)腮腺管

问题 149:超声衰减随距离增加而

 (a)增加

 (b)减少

 (c)保持不变

 (d)以上都不对

问题 150:以下哪项不是决定空间分辨率的因素

 (a)波长

 (b)采集

 (c)脉冲长度

(d)穿透强度

问题 151:平均传播速度最低见于

 (a)水

 (b)血液

 (c)脂肪

 (d)空气

问题 152:衰减随频率的(　)而减小

 (a)减少

 (b)增加

 (c)保持不变

 (d)以上都不对

问题 153:当血管长度减半时

 (a)阻力减半

 (b)黏度是原来的 2 倍

 (c)速度减半

 (d)阻力加倍

问题 154:超声波束的最窄点

 (a)近场

 (b)焦点

 (c)远场

 (d)Fresnel 区

 (提示:具有最佳横向分辨率和最高强度的最窄点。)

问题 155:超声扫查低帧频提示

 (a)扫查区域窄

 (b)系统深度减小

 (c)系统深度增加

 (d)扫查面积小

 (提示:多个焦点区域/深度增加→低帧频。)

问题 156:如果总增益加倍且输入功率保持不变,输出功率是多少

 (a)减半

 (b)不变

 (c)双倍

 (d)4 倍

问题 157:超声波衰减系数的单位表示为

 (a)kHz

 (b)MHz

(c)W/cm^2

(d)dB

问题158:脉冲波传感器的中心工作频率由

(a)晶体厚度

(b)传播速度

(c)背衬材料厚度

(d)空间脉冲长度

问题159:精原细胞瘤最常见的年龄组是

(a)16—30岁

(b)0—5岁

(c)35—50岁

(d)50—70岁

问题160:脉冲重复频率(PRF)由以下决定

(a)声音传播的媒介

(b)被检查组织的深度

(c)波幅

(d)总输出功率

问题161:两个相同的系统产生脉冲,一个为0.7ms,另一个为1.6ms。哪个有更好的时间分辨率

(a)0.7ms

(b)1.6ms

(c)两者相同

(d)不确定

[提示:脉冲持续时间与时间分辨率无关

时间分辨率=帧频

高帧频=浅深度

帧频取决于扫描线的数量。因此,在对运动结构成像时,应使图像尽可能小。

短脉冲持续时间=短空间脉冲长度=更好的纵向(径向)分辨率]

问题162:最高速度出现在

(a)狭窄近端

(b)管腔中心

(c)管壁上

(d)狭窄远端

问题163:使用超声波谐波时,波长会发生什么变化

(a)双倍

(b)4倍

(c)减半

(d)不变

(提示:谐波使用2倍基波频率)

问题164:下腔静脉可由(　　)挤向前方

(a)脊柱

(b)右肾动脉

(c)淋巴结

(d)主动脉

问题165:双筒猎枪征是指

(a)胰管扩张

(b)胆总管扩张

(c)肝内胆管扩张

(d)门静脉扩张

问题166:超声波束宽度取决于

(a)振幅

(b)深度

(c)频率

(d)波长

问题167:子宫内膜累及肌层的良性病变是

(a)平滑肌瘤

(b)子宫内膜异位症

(c)子宫腺肌病

(d)Asherman综合征

问题168:仪器最小横向分辨率为2.5mm,圆盘形非聚焦压电晶体的直径大约是多少

(a)2.5mm

(b)5mm

(c)1mm

(d)1cm

(提示:声束会聚到其最窄的宽度,即探头宽度的一半。焦点处的声束宽度为晶体直径的一半。)

问题169:常见的宫颈良性病变

(a)巴氏囊肿

(b)加特纳囊肿

(c)纳氏囊肿

(d)以上所有

问题170:盆腔炎的患者增加了( )的风险

(a)异位妊娠

(b)葡萄胎

(c)13-三体综合征

(d)子宫内膜异位症

问题171:根据 Couinaud 分段法,肝脏分多少个段

(a)2

(b)3

(c)6

(d)8

问题172:扇形探头的形状为

(a)梯形

(b)长方形

(c)圆形

(d)上述任何一种

问题173:声波在人体内的平均传播速度为

(a)1480m/s

(b)330m/s

(c)1540m/s

(d)5000m/s

问题174:以下哪项导致声束衰减最小

(a)空气

(b)骨骼

(c)软组织

(d)结石

(提示:衰减是指声波通过组织时强度的降低。由于声束的吸收、散射和反射而发生。

与声波频率成正比。高频探头衰减快,穿透力小

水的衰减值——0

软组织衰减值——0.7

骨的衰减值——5

空气的衰减值——10)

问题175:以下哪项输出强度最小

(a)彩色血流成像

(b)灰阶成像

(c)双成像

(d)彩色编码反转成像

问题176:超声生物效应中的空化现象

(a)组织加热

(b)声波与组织中微小气泡的相互作用

(c)肝内空腔形成

(d)肺空洞的形成

问题177:机械指数是衡量

(a)组织加热

(b)空化效应

(c)探头的机械应力

(d)以上都不是

问题178:高质量的图像要求

(a)宽频带

(b)短空间脉冲长度

(c)低质量系数

(d)以上所有

问题179:声波在波长为 0.3mm 的人体软组织中的频率大约是多少

(a)5 MHz

(b)10 MHz

(c)12 MHz

(d)15 MHz

(提示:频率=传播速度/波长

调整单位,

频率=1.540/0.3=5MHz)

问题180:组织热效应是由于

(a)镜面反射

(b)漫反射

(c)吸收

(d)折射

问题181:当超声波脉冲通过患者体内的组织时,所有都会发生变化,除了

(a)振幅

(b)强度

(c)物理尺寸

(d)频率

问题182:从10MHz变为3.5MHz的超声波探头
- (a)更深穿透
- (b)更少穿透
- (c)快速衰减
- (d)超声脉冲更长

问题183:选用高频探头为了
- (a)更好的图像细节
- (b)肥胖者
- (c)深穿透
- (d)以上所有

问题184:增加图像中的线数(扫描线密度)将
- (a)增加成像的深度
- (b)降低解剖细节的可见性
- (c)增加解剖细节的可见性
- (d)增加脉冲速度

问题185:液性腔产生的伪像
- (a)声影
- (b)后方回声增强
- (c)混响
- (d)镜像成像

问题186:超声波吸收率最低的是
- (a)脂肪
- (b)结石
- (c)空气
- (d)骨骼

问题187:改变超声增益时,深度约为5cm处的回声相对较弱。哪个控件将用于增加图像亮度
- (a)聚焦
- (b)时间增益补偿
- (c)动态范围
- (d)声束强度

问题188:用于衡量超声束强度的是
- (a)Rad
- (b)Sv
- (c)W
- (d)热量单位

问题189:超声检查显示,动脉倾向于
- (a)薄壁
- (b)可压缩
- (c)(a)及(b)项
- (d)搏动性

问题190:超声中的典型脉冲持续时间为
- (a)0.5μs
- (b)0.5ms
- (c)0.5s
- (d)5s

问题191:最常用的超声心动图探头类型
- (a)凸阵探头
- (b)相控阵探头
- (c)线阵探头
- (d)经阴道探头

问题192:给定的探头5.0 MHz时的穿透深度为20cm,如果其频率增加到10MHz,预计穿透深度为多少
- (a)20cm
- (b)40cm
- (c)10cm
- (d)5cm

问题193:使用高频探头评估哪种结构最好
- (a)腹主动脉
- (b)颈总动脉
- (c)远端股浅静脉
- (d)手背上可触摸到的肿块

问题194:哪种探头在小儿腹部成像方面更优越
- (a)7.5MHz凸阵
- (b)2 MHz线阵
- (c)5MHz凸阵
- (d)5MHz扇扫

问题195:声波可以传播
- (a)横波
- (b)纵波
- (c)表面波
- (d)以上所有

问题196:下腔静脉膜性阻塞、高凝状态、肝

静脉受压均提示

(a)门静脉高压

(b)卡波西肉瘤

(c)布加综合征

(d)肝硬化

问题 197:行为监督人是

(a)经患者同意

(b)为病人和医生作证

(c)在超声机器中标注的产物

(d)机器的质量保证

问题 198:产前性别诊断技术法案下的表格 F 适用于

(a)不披露胎儿性别

(b)侵入性手术

(c)超声诊所的注册

(d)以上所有

问题 199:右肝间隙也被称为

(a)Cul-de-sac 间隙

(b)道格拉斯腔

(c)Morrison 囊

(d)以上都不是

问题 200:所有这些都是导致右下腹腹部疼痛的重要原因,除了

(a)阑尾炎

(b)异位妊娠破裂

(c)憩室炎

(d)腹部结核

答　案

1. (b)	2. (c)	3. (d)	4. (d)	5. (a)	6. (b)	7. (a)	8. (b)	9. (c)
10. (a)	11. (b)	12. (c)	13. (d)	14. (b)	15. (a)	16. (c)	17. (d)	18. (a)
19. (d)	20. (c)	21. (c)	22. (a)	23. (d)	24. (c)	25. (a)	26. (b)	27. (a)
28. (b)	29. (c)	30. (b)	31. (b)	32. (b)	33. (c)	34. (d)	35. (c)	36. (a)
37. (b)	38. (c)	39. (d)	40. (b)	41. (b)	42. (b)	43. (c)	44. (a)	45. (a)
46. (b)	47. (c)	48. (c)	49. (c)	50. (b)	51. (c)	52. (b)	53. (b)	54. (c)
55. (b)	56. (b)	57. (c)	58. (b)	59. (b)	60. (a)	61. (a)	62. (c)	63. (b)
64. (b)	65. (a)	66. (a)	67. (a)	68. (b)	69. (b)	70. (b)	71. (c)	72. (c)
73. (a)	74. (b)	75. (c)	76. (d)	77. (c)	78. (a)	79. (d)	80. (a)	81. (a)
82. (a)	83. (b)	84. (d)	85. (a)	86. (b)	87. (d)	88. (c)	89. (d)	90. (a)
91. (b)	92. (c)	93. (a)	94. (d)	95. (a)	96. (d)	97. (b)	98. (c)	99. (b)
100. (c)	101. (b)	102. (a)	103. (d)	104. (a)	105. (c)	106. (b)	107. (c)	108. (c)
109. (d)	110. (b)	111. (c)	112. (a)	113. (d)	114. (a)	115. (b)	116. (c)	117. (c)
118. (a)	119. (b)	120. (a)	121. (c)	122. (d)	123. (a)	124. (b)	125. (d)	126. (b)
127. (d)	128. (b)	129. (c)	130. (a)	131. (b)	132. (c)	133. (a)	134. (b)	135. (a)
136. (c)	137. (b)	138. (d)	139. (c)	140. (d)	141. (d)	142. (c)	143. (a)	144. (b)
145. (c)	146. (d)	147. (a)	148. (c)	149. (a)	150. (b)	151. (d)	152. (a)	153. (a)
154. (b)	155. (c)	156. (c)	157. (d)	158. (a)	159. (a)	160. (b)	161. (d)	162. (b)
163. (c)	164. (c)	165. (b)	166. (b)	167. (c)	168. (b)	169. (c)	170. (a)	171. (b)
172. (a)	173. (c)	174. (c)	175. (b)	176. (b)	177. (b)	178. (d)	179. (a)	180. (c)
181. (d)	182. (a)	183. (a)	184. (b)	185. (b)	186. (a)	187. (b)	188. (c)	189. (d)
190. (a)	191. (b)	192. (c)	193. (d)	194. (a)	195. (d)	196. (c)	197. (b)	198. (a)
199. (c)	200. (c)							

病例报告

急诊病例

病例 1

23 岁，女性，血压 80/65mmHg，主诉右下腹疼痛和阴道出血而来就诊。尿妊娠试验呈阳性。抽血化验待回报。

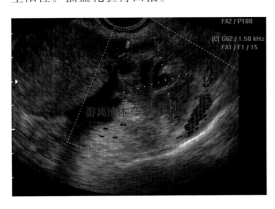

超声图像显示：

子宫内膜增厚，子宫腔内未见异常回声。

左侧附件区可见不均质病变。右侧卵巢正常。

肝周 Morrison 袋和盆腔内有游离液体。

结果提示宫外孕破裂。

积极复苏，立即手术治疗。

病例 2

40 岁，男性患者，有道路交通事故史。血压为 90/65mmHg，心率为每分钟 130 次，主诉腹部剧烈疼痛。

根据创伤评估方案进行快速扫查。

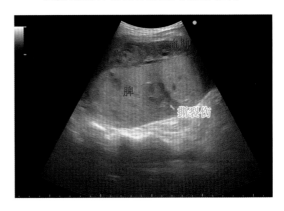

腹部超声显示：

肝周间隙有少量游离液体。

脾多发线性低回声区，主要累及中上极。

脾包膜下可见不均匀回声区，深度约 2cm。

覆盖面积小于 50%。

腹部增强 CT 进一步证实了多处撕裂伤伴包膜下血肿，无活动性造影剂外渗（提示无活动性出血）。因此，对患者采取保守治疗。

讨论

美国创伤外科协会对脾脏创伤的分级。

- 一级

包膜下血肿占表面积＜10%，撕裂伤＜1cm 深度。

- 二级

包膜下血肿占表面积的 10%～50%，实质内血肿直径＜5cm。

撕裂伤 1～3cm 深。

• 三级

包膜下血肿＞表面积的 50％。

实质内血肿＞5cm。

撕裂伤深度＞3cm 深。

包膜下或实质内血肿破裂。

• 四级

撕裂伤累及节段或脾门血管，伴大血管离断(＞25％的脾)。

• 五级

脾碎裂。

脾门血管损伤伴脾脏无血流。

病例 3

33 岁，男性患者。自清晨开始出现严重排尿困难和刺激性排尿症状，随后来急诊室就诊。

超声表现：左侧肾盂移行部和输尿管轻度扩张，左侧膀胱输尿管交界处可见强回声病灶，大小为 1.2cm，后伴声影。彩色多普勒显示病灶呈闪烁伪像。

结果提示：左侧膀胱输尿管连接部结石伴左侧轻度输尿管积水。

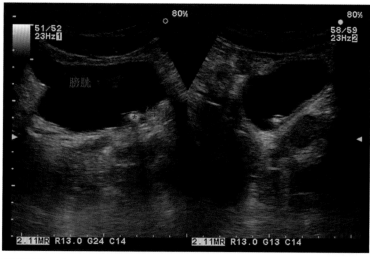

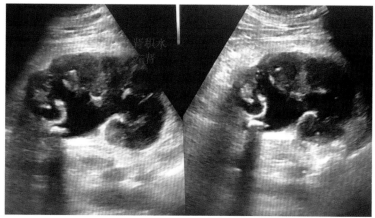

立即给予静脉输液和止痛的对症治疗。由于肾功能检查正常,且无感染迹象,因此被送往泌尿科进行随访。

讨论

肾绞痛通常指由输尿管结石引起的腹痛。虽然该术语实际上仅直接适用于疼痛症状学,但患者和医务人员通常将其作为同义词来暗示特定的输尿管结石,尽管还有其他潜在的原因导致肾绞痛(例如血凝块、肾乳头坏死脱落、镰刀型红血球病)。

输尿管结石是指位于肾盂输尿管交界处到膀胱输尿管交界处的任何位置的结石。

输尿管结石患者可能出现肾绞痛、血尿、恶心和呕吐。

疼痛的性质和部位取决于结石在输尿管内的位置。

- 肾盂输尿管交界处的结石可能由于肾包膜扩张而导致深部疼痛不向腹股沟放射。
- 输尿管上段结石疼痛向两侧和腰部放射。
- 输尿管中段结石疼痛向前方放射。
- 远端输尿管结石疼痛通过生殖股神经或髂腹股沟神经传导至腹股沟。
- 膀胱输尿管连接部结石引起刺激性排尿症状,如排尿困难和尿频。

高达 80% 的肾结石由钙结石形成。其他类型的结石包括磷酸类结石、尿酸和半胱氨酸类结石,可能会遇到粘蛋白(基质)、黄嘌呤或茚地那韦结石(很少)。

当结石形成物质(如钙或尿酸)使尿液过度饱和,开始形成结晶,或当这些物质沉积在肾髓质间质上形成 Randall 斑,侵蚀到乳头状尿路上皮而形成结石。

危险因素包括:既往输尿管结石史和家族史、低液体摄入、频繁的尿路感染以及使用可能使尿液结晶的药物。

病例 4

43 岁,女性患者。主诉严重腹痛 1d。3d 以来有大便不通和肠胃胀气病史,并伴有反复呕吐。

检查时,发现腹部肿胀,有反跳压痛。

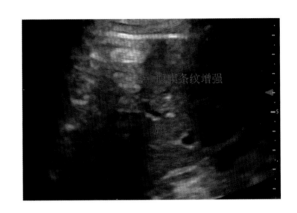

超声表现:可以看到肝脏前表面腹膜条纹增强。腹腔内可见少量低回声游离液体,并见少量气体强回声。结果提示空腔内脏穿孔。

X 线立位后前位胸片显示右膈下有游离气体,与超声检查结果一致。

讨论

气腹(腹腔内的气体)通常表示有多种原因和类气体物质导致的严重疾病;最常见的原因是空腔内脏壁破裂。其他原因包括消化道溃疡病、缺血性肠病、阑尾炎、憩室炎、机械性穿孔、创伤、医源性损伤及术后腹腔游离气体。

病例 5

34 岁,男性患者。2d 前出现腹部绞痛、腹胀、反复呕吐、大便不通和肠胃气胀症状。

对患者腹部进行了 X 线摄片检查。显示小肠襻内有多个气液平面。

超声表现:可见少量扩张的空肠襻,内容

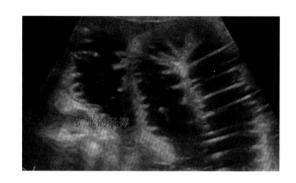

物呈往复运动。回肠近端肠管扩张,远端可见塌陷段。

检查结果提示小肠(空肠)梗阻。

讨论

肠梗阻很常见,通常根据梗阻部位进行分类。影像学表现和治疗取决于潜在的病因。

肠梗阻的原因:

- 腹部手术后粘连(最常见原因)。
- 肠疝。
- 炎症性肠病,引起粘连或狭窄。
- 良性肿瘤或恶性肿瘤。
- 小儿肠套叠。
- 肠扭转。
- 肠系膜上动脉综合征,肠系膜上动脉、腹主动脉压迫十二指肠。
- 缺血性狭窄。
- 异物(如胆石性肠梗阻中的胆石、吞咽异物)。
- 肠闭锁。
- 憩室炎/憩室病。
- 便秘。
- 粪便嵌塞。
- 假性肠梗阻。

病例 6

35 岁,女性患者。急性起病,出现上腹部剧烈疼痛 2d,并伴有呕吐史。疼痛向背部扩散。有发热史 1d。血清淀粉酶水平为 780mU/ml。

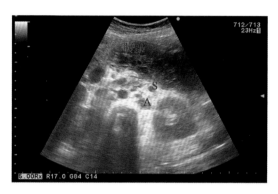

超声表现:胰腺体积增大,回声不均匀减低,伴有少量囊性/坏死区域。胰周区有少量低回声积液。

结果提示急性胰腺炎。

患者接受保守治疗并继续随访。

病例 7

17 岁,男性患者。右髂窝急性发作疼痛,伴发热和呕吐 1d。血常规报告显示白细胞增多。

超声表现:盲肠根部可见管状、盲端、非蠕动、不可压缩的结构,直径 11mm,周围肠系膜呈炎性改变。

检查结果为急性阑尾炎。

患者接受保守治疗,并转诊至外科进行进一步评估和手术治疗。

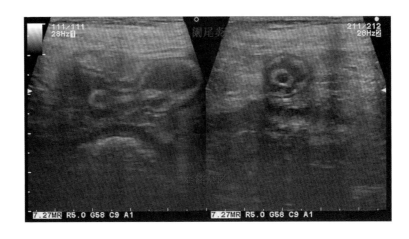

病例8

40岁,肥胖女性,右上腹部疼痛。

超声检查显示一个巨大的胆囊结石,胆

囊壁轻度增厚,胆囊缩小。

结果提示为胆石症合并急性胆囊炎引起的急性胆绞痛。

对患者进行对症处理,并将其转诊至外科进行下一步治疗。

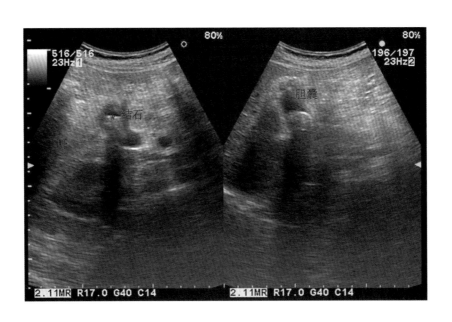

病例9

54岁,男性患者。主诉呼吸困难、胸痛和头晕数天,突然加重,被送到了急诊室。无

外伤史。血压为90/65mmHg,心音减弱,颈静脉压升高。

超声表现:显示大量心包积液。

结果提示为心包积液伴心功能受损,提示心包填塞。

在超声引导下进行心包积液引流,并转诊至心内科进行进一步处理。

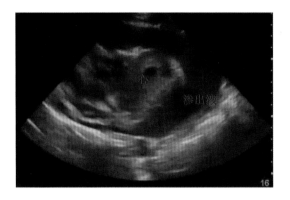

病例 10

24 岁,女性患者,有下腹疼痛和月经不规则病史。尿液妊娠试验呈阳性。

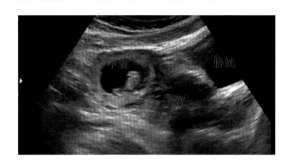

超声表现:子宫轻度增大,子宫内膜厚达14mm。在子宫角可见妊娠囊回声,内可见卵黄囊,平均孕囊直径相当于 6 周 3 天,胎心搏动良。

结果提示异位妊娠,活胎。

患者被转到产科进行紧急评估。

病例 11

28 岁,女性患者。出现严重下腹痛、恶心和附件压痛。尿妊娠试验呈阴性,但白细胞计数升高。

超声表现:右侧卵巢轻度增大,呈低回

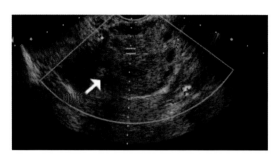

声,无血流信号。

盆腔有少量游离液体。

结果提示为卵巢扭转,并经增强 CT 证实,显示卵巢增大,无强化,蒂膨大,周围有脂肪粘连、水肿和游离液体。

病人被转诊到妇科进行手术治疗。

常规病例

病例 12

16 岁,年轻女性患者。主诉自 3 个月以来月经不规律和延迟。

超声表现:经腹超声图像显示双侧卵巢轻度肿大,每个卵巢内有多个卵泡,每侧超过10 个。间质回声轻度增强。子宫回声正常。

最终诊断为多囊卵巢综合征。

讨论

多囊卵巢综合征常见于肥胖多毛且有闭经或月经不规则病史的女性。

符合 Rotterdam 诊断标准 3 项中的 2 项即可诊断。

Rotterdam 标准:

1. 卵巢功能障碍(少、无排卵伴或不伴多囊卵巢)。

2. 高雄激素血症或高雄激素血症的临床表现。

3. 影像学卵泡总数。

典型的超声表现为双侧卵巢肿大(体积比正常大 2~3 倍,但高达 30% 的卵巢大小正

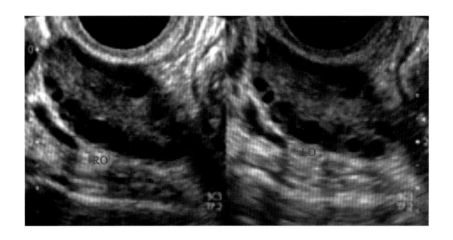

常），外周多个排列的小卵泡，大小为 0.5～0.8cm（珍珠串/项链征），间质回声增强。

病例13

55 岁，男性。酗酒患者，出现腹胀 2 个月，眼睛黄染 1 个月。

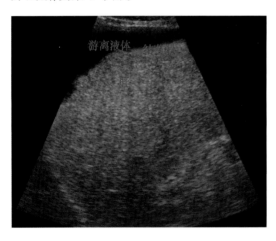

超声表现：肝体积缩小，回声粗糙，表面不规则，呈结节状。

胆囊壁水肿。

中度腹水。

门静脉内径正常。

最终诊断为慢性肝病。

讨论

肝硬化的特征性超声表现为肝实质内出现低回声的再生结节，引起肝表面结节样。检出 10mm 以上的低回声结节对肝细胞癌的早期诊断很重要。超声容易检出脾肿大、腹水和门体侧支，在食管胃底静脉曲张和肝性脑病的治疗有重要的价值。

超声在肝硬化患者的无创诊断和长期治疗中是非常有用的。

病例14

55 岁，女性患者。主诉发现左乳坚硬无痛肿块 2 个月，增大 15d。

超声表现：左乳内上象限 10 点至 11 点可见不均匀低回声病变，形态不规则，边缘呈毛刺状，内可见微钙化和血流信号。

检查结果提示乳腺癌。

建议患者进行细针穿刺活检以作进一步评估。

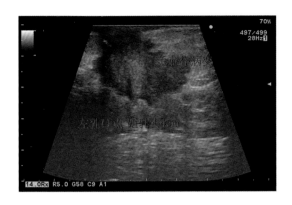

病例 15

35 岁,女性。主诉发现腹部肿块 5 个月。伴有月经过多和腹部疼痛。体重无减轻。

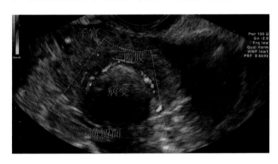

超声表现:子宫后壁肌层可见一边界清晰的实性包块,大小为 7.9cm×7.2cm,边缘光滑,形态规则,呈螺纹状外观。双侧附件的大小、形状和回声结构均正常。

结果提示子宫肌瘤。

讨论

子宫平滑肌瘤(肌瘤)是起源于子宫肌层的良性肿瘤,是最常见的子宫良性实性肿瘤。

通常无症状且偶然发现,易诊断。与肌瘤相关的体征和症状包括异常阴道出血、疼痛、不孕或可触及的肿块。

子宫肌瘤可生长在子宫内或子宫外许多位置。

平滑肌瘤分类	
肌壁间	局限于子宫肌层
黏膜下	伸入宫腔
浆膜下	突出浆膜表面

浆膜下肌瘤可有蒂,主要位于子宫外,类似附件肿块。任何子宫肌瘤都可发生萎缩、内出血、纤维化和钙化。

也可以发生几种类型的变性:玻璃样变性是最常见的类型。其他包括囊性变性、黏液样变性和红色/肉色变性(出血性梗死),尤其容易在怀孕期间发生,并可出现急性腹痛。

超声波被用于诊断肌瘤的存在并监测其生长。无并发症的平滑肌瘤通常为低回声,但与正常子宫肌层相比,也可以是等回声,甚至是高回声。内可见强回声伴声影的钙化灶,有时可因坏死或变性而呈无回声区。

病例 16

10 岁,女性。2 个月以来出现间歇性腹部疼痛,主要发生在右侧腰部。此外,瘙痒和黄疸 3 个月,呕吐 2d 以上。

没有黑便史或吐血病史,也没有胃肠道症状。

实验室检查结果包括总胆红素和直接血清胆红素轻度升高,碱性磷酸酶水平升高。

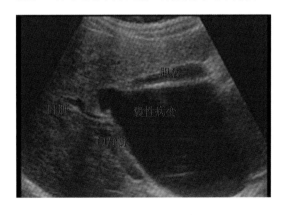

超声表现:门静脉前可见一个界限清晰的囊性病变,约 8.4cm×6.3cm。胆总管未单独显示。

轻度肝肿大。

胆囊单独显示。

腹部增强 CT 显示胆总管和肝内胆管根部囊性扩张,伴肝脏肿大。

结果证实Ⅳ-A 型胆总管囊肿。

讨论

胆总管囊肿是一种罕见的先天性胆管囊性扩张。诊断需排除其他导致胆管扩张的疾病(如肿瘤、胆结石、炎症)。

尽管在任何年龄都可以发现,但 60% 的患者在 10 岁之前就被诊断出来,且女性多见(男:女比率为1:4)。

典型的表现包括疼痛、黄疸和腹部肿块,但仅在约 45% 的病例中出现

第 4 章描述了目前普遍接受的 Todani 等分类。

病例 17

25 岁,女性。主诉腹部疼痛 2 个月,主要位于盆腔,自觉腹部肿块 1 个月。发热 3d 以上。

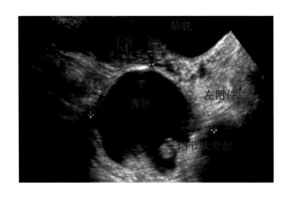

超声表现:在左侧附件区可见一个边界清晰的囊性病变,大小约为 5.6cm×5.4cm,囊壁可见隆起的结节样回声,未见血流信号。

讨论

囊性畸胎瘤或皮样囊肿占所有卵巢肿瘤的 10%~15%,10% 的病例为双侧,起源于原始生殖细胞,由成熟的上皮细胞组成;肿瘤内可出现皮肤、毛发、皮脂、脱落的上皮细胞和牙齿等组织。

皮样囊肿是相对较软的肿块,可能难以触诊,因此经常被遗漏或低估。如果皮样囊肿很大,可能会发生扭转,表现为急性腹痛。它们很少是恶性的。

皮样囊肿的大小不定,回声各异。根据其上皮成分的范围和混合程度,即使在同一肿块内,超声表现也会明显不同。然而,有一些特异性的征象,比如两种典型的征象,一个是"冰山一角征"——大部分超声波在肿块顶部吸收(由于多个内部界面),远场显示不清;另一个是"皮样网征",其表现为低回声肿块内的一个或多个高回声区域。

在肿块内发现相互交错短线状的毛发回声时更具有特异性,尽管比较少见。

很少情况下,可以在肿块内出现脂-液分层征,并且当患者移动时,液体水平可发生改变。

治疗

皮样囊肿生长缓慢(每年 1~2mm),因此,一些人主张非手术治疗,较大的病变通常通过手术切除。大部分建议对<7cm 的病变进行每年随访,以监测其生长情况,超过此范围则建议手术切除。

病例 18

40 岁,女性。主诉间歇性腹痛 1 个月,主要是在进食后,与发热、黄疸或呕吐无关。没有糖尿病、高血压、肺结核、哮喘等慢性疾病。

超声表现:胆囊黏膜表面可见小隆起突向腔内,不可移动,无声影。在彩色多普勒

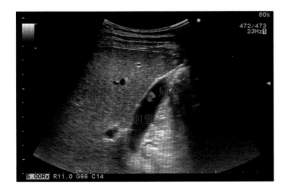

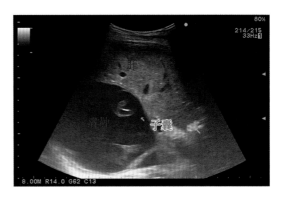

上,滋养血管是息肉的病理特征。

大多数息肉没有症状,偶然发的。大多数小息肉(小于 1cm)不是癌前病变,可能会保持多年不变。然而,当小息肉伴发癌前病变时,如原发性硬化性胆管炎,则不太可能是良性的。较大的息肉更容易转化为腺癌。

胆固醇贮积病是由于上皮内层巨噬细胞内胆固醇和甘油三酯的过度积聚,胆囊黏膜内层生长成手指状突起。这些胆固醇息肉是大多数良性胆囊息肉的原因。

胆囊腺肌病表现为胆囊壁过厚,原因是胆囊壁下细胞层增生。其特征是固有肌层内有较深的褶皱。超声可显示增厚的胆囊壁,并伴有被称为 Rokitansky Aschoff 的壁内憩室。

病例 19

60 岁,男性患者。出现右上腹疼痛和腹部不适 5 个月,间断发热、食欲减退和黄疸 1 个月。

体格检查:

触诊:肝肿大。

巩膜和手掌黄染。

超声表现:在肝右叶可见一个边界清晰的、大的囊性病变,在病变内可见一个小的囊性病变(子囊)。

彩色多普勒检查病灶内未见血流信号。

讨论

细粒棘球蚴是包虫病最常见的病因。它可以导致在身体任何地方形成囊肿。

肝脏是最常累及部位,其次是肺。

肝包虫病的超声表现(WHO 2001 分类):

- CL:单房无回声囊性病变,无任何内部回声和间隔。
- CE 1:均匀无回声囊肿,内有细小回声(包虫砂)。
- CE 2(活动期):囊肿伴多处分隔(花瓣状/蜂房状)。
- CE 3(过渡期):单房囊肿伴子囊,内囊壁分离(睡莲征)。
- CE 4(退变阶段):不均匀低回声和高回声内容物,未见子囊(羊毛球征)。
- CE 5(非活跃增殖期):弯曲、增厚、部分或完全钙化的壁。

病例 20

45 岁,女性患者,有排便习惯改变和直肠出血史 1 个月。

超声表现:直肠壁环状增厚,管腔闭塞,乙状结肠近端扩张。通过结肠镜进一步检查,组织病理学证实为腺癌。

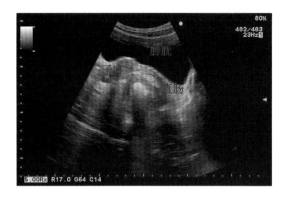

度病变,边缘强化,周围有水肿区,壁厚为4~16mm。中央脓肿腔可显示分隔和(或)液体碎片。

脓肿内的气体提示有肝支气管瘘或肝结肠瘘等并发症。

一般需要引流,尤其是较大的脓肿,这些脓肿有自发性破裂进入腹膜、胸膜或心包腔的风险。

病例 21

30 岁,男性。主诉右上腹疼痛 2 个月,高热、不适和乏力。

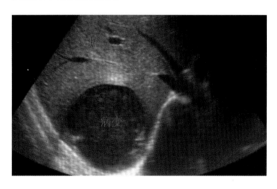

超声表现:肝右叶可见体积约 $290cm^3$ 的圆形病变,边界清楚,内部低回声,无血流,壁薄清晰规则。轻度肝肿大。肝实质的其余部分回声正常。

超声引导下对病变进行抽吸,结果显示果酱色脓。组织病理学检查证实其内容物为阿米巴性质。

讨论

肝脓肿是由细菌、寄生虫或真菌病原体引起的局部坏死性炎症组织的聚集。

阿米巴肝脓肿是由溶组织内阿米巴引起的。

患者可能会感觉全身不适或出现明显的脓毒症和右上腹疼痛。

CT:通常表现为圆形、边界清晰的低密

病例 22

55 岁,男性肺癌患者,进行常规超声检查。

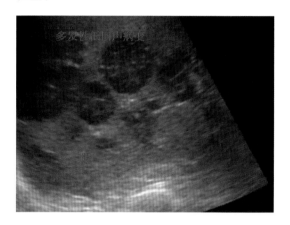

超声表现:肝脏可见多发圆形低回声病变,边界清晰、无血流。其余肝实质回声正常。

活检证实病变为腺癌肝转移。

详情参阅第 2 章。

病例 23

23 岁,女性患者。左乳房无痛性肿块病史 5 个月,未见肿块增大。

超声表现:右上象限 10 点钟位置可见一个边界清晰、回声均匀的低回声病灶,大小约为 32mm×19mm。病灶周围血流丰富。未发现任何乳腺内和腋窝淋巴结肿大的迹象。其余乳腺实质和对侧乳腺正常。

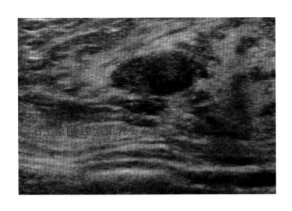

检查结果提示纤维腺瘤。

病例 24

年轻女性，无月经，因下腹部肿胀和周期性腹痛进行腹部超声检查，第二性征正常。

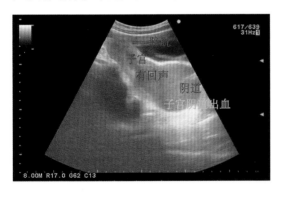

超声显示子宫肿胀，阴道肿胀充血（子宫阴道积血）。

检查结果提示处女膜闭锁。送往妇科进一步评估和手术治疗。

病例 25

一位绝经后的中年女性来我科就诊，主诉阴道出血。她患有肥胖症和糖尿病。

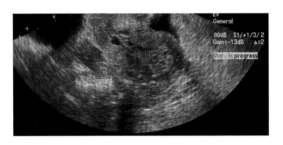

经阴道超声显示子宫内膜不均匀增厚。双侧卵巢萎缩，回声正常。

检查结果为子宫内膜癌，并经活检后证实。

讨论

任何绝经后女性阴道出血和子宫内膜不均匀增厚均应被视为恶性肿瘤，除非有证据排除。

所有病例都在各自的章节中进行了讨论。

词汇表

A 模式：振幅模式。

后方回声增强：超声波在结构中的衰减小于周围组织的，会导致其后面的回声过强。通常见于囊性病变。

声影：超声波遇到强反射层（如气体或异物），或在骨骼中广泛吸收，超声强度降低出现黑色区域。

无回声：完全黑色，无任何回声。

轴向分辨率：沿超声波束轴线（平行）分辨两个目标最小距离的能力。

方位角/仰角分辨率：由垂直于波束和传感器的平面上的切片厚度确定。

B 型模式：亮度模式（灰度，实时）。

行为监督人：在体检或手术过程中为患者和医生作证的人。

连续波多普勒：声波从一个压电晶体连续传输，并由单独的换能器接收。

对比度分辨率：由图像中的不同灰度来表示。

居里温度：晶体失去其压电效应特性或去极化的温度。

多普勒频移：当声源和反射器之间有相对运动时，信号频率的变化。

占空比：发送信号所用的时间/接收信号所用的时间。

回声强度：取决于结构的密度、数量和内部反射器的类型及其与声束的相互作用。

回声特征：用不同深浅的灰色来描述。

弹性成像：当施加机械压缩/振动时，肿瘤的变形小于周围组织，即肿瘤中的应变较小。

创伤超声重点评估（FAST）：重点、目标导向的腹部超声检查。

频率：每秒的周期数，以赫兹为单位。

高强度聚焦超声：在传输过程中，组织吸收超声能量会导致空化损伤和凝固性热坏死。

均匀回声：相似的灰色阴影。

高回声：明亮，伴有高水平回声。

低回声：低水平回声，灰度比周围实质低。

不均匀/不均质回声：组织中的不同灰度。

等回声：中等水平回声，与周围实质相似。

侧向分辨率：在垂直于超声束平面且平行于探头的平面内能够在同一深度分辨结构的能力。

纵波：在介质中平行于波传播方向运动的超声波。

M 型模式：运动模式。

压电晶体：探头的主要部件（位于探头表面附近）。具有通过改变形状（应变）响应电场作用的独特能力。

脉冲重复频率：每秒传输的脉冲数。

脉冲波多普勒：声波仅使用一个晶体交替发射和接收。

脉冲回波原理：将高频声波脉冲传输给患者。检测从各种组织边界返回的回波。接收到的回波产生超声图像。

实时超声：实时成像系统是那些帧速率足够快，可以跟踪运动的系统。

接收器:接收反射回波。将微弱的压力变化转换成电信号进行处理。

取样容积:位于血管腔中心的选通门大小。

空间分辨率:决定超声图像的质量,将两个紧密间隔的空间结构区分开的能力。

斑点:超声图像中的一种固有伪像,它掩盖了下方的解剖结构,降低了空间分辨率和对比度分辨率。

频谱带宽:血细胞的混乱运动导致流动紊乱,多种不同速度填满频谱窗口。

时间分辨率:用于产科和超声心动图等运动结构。也称为帧频。

时间增益补偿:超声装置中最重要的控制键之一。为了补偿来自远场的信号损失,需要调整每个深度的灵敏度。时间增益补偿可使任何实质器官(如肝)在所有深度的亮度一致。

组织谐波成像:超声波束在组织中非线性传播产生高频谐波,用来生成超声图像。二次谐波或两倍基频用于成像。

断层超声成像:在容积数据中显示多个平行切片图像,类似于 CT 和 MRI。

发射器:将电能转换为声脉冲,并传输给患者。

超声波耦合剂:在探头和患者体表之间连接的流体介质。耦合剂通过消除探头和皮肤表面的空气,使超声波能良好的传递。

超声探头:将电能转换为机械能或将机械能转换为电能的装置。

壁滤波:用来抑制基线附近低速血流信号的装置。

波长:两个连续波之间的距离。与频率成反比。